TUMORES DEL TORAX

Dr. Cesar Augusto Angulo Camacho
Augusto David Angulo Ferrufino
Cesar Enrique Angulo Ferrufino

Title: **TUMORES DEL TORAX**

ISBN: 979-8-89966-446-5

Author: Dr. Cesar Augusto Angulo Camacho, Augusto David Angulo Ferrufino,Cesar Enrique Angulo Ferrufino

Cover image: Dr. Cesar Augusto Angulo Camacho

Publisher: Generis Publishing
Online orders: www.generis-publishing.com
Contact email: info@generis-publishing.com

Generis
PUBLISHING

TUMORES DEL TORAX

Autor: Dr. Cesar Augusto Angulo Camacho **Cirujano de Tórax**

Co autor: Dr. Augusto David Angulo Ferrufino **Cirujano General**

Co autor: Dr. Cesar Enrique Angulo Ferrufino **Médico Cirujano**

Institución: Hospital Obrero No 2 de la Caja Nacional de Salud

Cochabamba Bolivia Sud América

Contenido

Agradecimientos

A Dios por otorgarme el Don de ser cirujano de tórax y mucho más por ayudarme a aplicarlo, con todo mi conocimiento y dedicación, para beneficio de los pacientes.

A mis hijos Augusto David y Cesar Enrique, a quienes dedique el libro de "Cirugía torácica el Manual", porque aún eran estudiantes de medicina. Ahora les agradezco por su valiosa colaboración en la confección de esta obra.

A la Sra. Cristina Railean, Editora y Coordinadora de Publicaciones en Generis Publishing, por su invitación, insistencia y agradable impulso para iniciar y continuar con la elaboración, ejecución y publicación, de la presente obra, que esperamos sea de ayuda para los colegas cirujanos generales y en especial a estudiantes, internos de medicina y residentes en cirugía general y de tórax.

A mi querida esposa por su paciencia y acompañamiento, mientras escribía, el libro Tumores del Tórax.

Resumen

Es un estudio retrospectivo descriptivo de pacientes atendidos en el Hospital Obrero Nº 2 de la Caja Nacional de Salud de Cochabamba, desde enero de 2009 hasta diciembre de 2024, fueron 2.304, pacientes operados por la especialidad, en ese tiempo. De los que, 1.215 (52%), fueron por Tumores en el tórax (pared, mediastino y pleura). Fueron excluidos 1015 (48%) de expedientes, por cirugías de pulmón, tráquea, esófago y diafragma.

De estos 1.215 pacientes, fueron operados, por tumores de pared torácica 641, los mas frecuentes, entre lipomas, quistes epidérmicos de inclusión, nevos, osteomas, condromas y los mas raros encondromas y hemangiomas, así como tumor de Askin (52,8%).

Los tumores de mediastino 385 /31,7%), entre quistes pericárdicos, broncogénico, timomas, hasta bocio endotorácico (mas raro) en mediastino.

De pleura 189 (15,5%), nódulo fibroso solitario, mesoteliomas tumores metastásicos a pleura (mas frecuentes), de pulmón, de mama, de colon, hueso, etc.

La mayoría de los tumores, tratados quirúrgicamente, excepción de los linfomas (que son quimiosensibles), mesoteliomas y metastásicos a pleura, en los que solo se realizó pleurodesis (con talco estéril) y remitidos a oncología para su respectivo tratamiento.

Palabras clave

Tumores, pared torácica, mediastino, pleura, cirugía

Introducción

Cuando definimos el Tumor, debemos tomar en cuenta que este termino tiene dos significados uno genérico y otro específico.

Cuando nos referimos al tumor en **Genérico**, nos referimos a cualquier aumento de volumen edema o hinchazón generalmente causado por contusión (trauma con objeto contundente), que causa inflamación (edema o tumor, con rubor, calor y dolor que son signos flogósicos), bien circunscrito y redondeando a un órgano o tejido blando, es por esto que se usa casi como sinónimo de tumefacción, aunque los límites de ésta última son menos netos y precisos.

En cambio, cuando nos referimos al tumor en lo **Específico**, nos referimos a una neo formación de uno o varios tejidos, cuyas células se reproducen atípicamente y a mayor velocidad que la estructura de tejido normal u original, donde se implanta el tumor. Esta neo formación, que se presenta en la mayoría de los casos espontáneamente, crece mas o menos rápido, con absoluta independencia y autonomía de nuestro organismo, entrando en conflicto con las fuerzas vitales del mismo y actuando como parásito, que sustrae los elementos nutritivos necesarios para crecer y subsistir. Continuando con la descripción del Tumor especifico, observemos que tiene características fundamentales para definirlo como tal (1):

a) Atipia celular, que se refiere a la marcada diferencia con las células normales u originales, del tejido u órgano afectado, en forma, tamaño, disposición y modalidad de reproducción.
b) Crecimiento continuo e indefinido, del tumor, con ritmo lento o rápido, que determinará su benignidad o malignidad.
c) Independencia y parasitismo del tumor en relación al órgano o tejido afectado.

Justamente por estas características existen algunas teorías o afirmaciones respecto al origen o etiopatogenia de los tumores.

Expondremos algunas de estas teorías:

1. Teoría de Gérmenes embrionarios, Cohnheim el 1882 manifestó que el tejido tumoral se presentaba de la proliferación de células embrionarias, implantadas en órgano diferente al que pertenecían, durante la gestación, sin participar de la reproducción como las demás, (se quedan como adormecidas), hasta que después del nacimiento y por cualquier situación como por ejemplo un trauma, inflamación crónica, etc. Entra en reproducción y proliferación rápida y desordenada. Esta teoría podría explicar la etiología de algunos tipos de tumores.

2. Teoría de Ribbert, que según el autor se debería a la mayor actividad reproductora debido a que por alguna situación de trauma o inflamación crónica, se desintegran las conexiones anatómicas y funcionales intercelulares, provocando crecimiento desordenado del órgano o tejido.
3. Teoría de Bard, muy semejante a la anterior, indica que existe una alteración del equilibrio reciproco intercelular, provocando crecimiento y reproducción anárquica de las células.
4. Teoría celular, resultado de irradiación repetitiva, que altera el medio interno, provocando trastornos nutritivos y modificaciones estructurales, que ocasionan multiplicación celular anárquica y desordenada, con la formación del tumor.
5. Teoría del desequilibrio humoral, Fichera indica que el desarrollo celular ordenado y equilibrado está dado por la acción de las Hormonas, y que un desequilibrio interhormonal, causaría el crecimiento desordenado y anárquico de las células provocando el desarrollo del tumor. Esta teoría es apoyada por la demostración de que la producción de foliculina, la hormona prehipofisaria y la mielosuprarrenal facilitarían el crecimiento tumoral, efecto inhibido por la producción de otras hormonas con acción antitumoral. Como ejemplo tenemos que en mujeres con Cáncer de mama o de útero en edad pre menopaúsica, se detiene el crecimiento o regresiona el tumor, luego de la oforectomia. Situación similar en el cáncer de próstata y la orquiectomia.
6. Teoría infecciosa, parasitaria o viral, solo en forma experimental se ha demostrado que los sarcomas virales del pollo han sido trasplantados a un pollo sano, inoculados con este tumor viral, al igual que el adenocarcinoma del conejo, causado por un virus, un pseudovirus o un virusproteína, así como el papilomavirus del ser humano.

De todo lo mencionado deducimos que, hasta ahora no hay una etiología sola, para la presencia de los tumores en el organismo y que todo es posible incluyendo la teoría hormonal y la viral, porque unos tumores tienen un posible origen y otros un diferente origen y múltiples causas.

Por esto es imprescindible hablar de factores o agentes predisponente o cancerígenos, muy conocidos en la actualidad

1. Factores cancerígenos Físicos, (térmica o radiante). Los térmicos podrían presentarse en zonas afectadas por quemaduras recurrentes como el cáncer de faringe causados por el cigarrillo, como los pastores sardos que fuman el cigarrillo al revés. Pero es mas importante, la radiación ultravioleta, del sol o de lámparas artificiales, responsable de los tumores de piel (espinocelular o fusocelular). Igualmente, o de mayor importancia son los carcinomas

provocados por irradiación ionizante como la emitida por los rayos X, en los radiólogos o técnicos.

Y si son de mayor penetración provocan alteraciones en órganos hematopoyéticos (leucemias) y de piel. Mas aterrador es la deletérea acción de la radiación Atómica, como las leucemias en sobrevivientes de Hiroshima y Nagasaki. Así también importante los tumores de pulmón en trabajadores en las minas de uranio. También debemos tomar en cuenta los tumores malignos que crecen en cicatrices, callos óseos y factores irritativos crónicos como en la lengua o labios por consumo abundante de cigarrillos.

2. Factores cancerígenos: Químicos, siendo que pueden ser de naturaleza inorgánica, en menor cantidad de químicos, por ejemplo, la exposición al arsénico o las sales arsenicales, entre los trabajadores de industrias que utilizan este elemento, provoca el cáncer de piel.

   Los materiales químicos orgánicos son en mayor cantidad, y cada día se descubren aun mas.

   Por ejemplo, las sustancias ilegales utilizadas como ingredientes, añadidas a ciertos alimentos en polvos o gases, que tiene acción oncogénica. Otro ejemplo podría ser los carcinomas de la vejiga, provocados por al Anilina en trabajadores de fábricas de colorantes que utilizan la Anilina. (experimentalmente en conejos con la administración de pequeñas dosis de anilina combinada con beta-naftalina. Otros compuestos oncogénicos experimentales en conejos, pollos, son los Azocompuestos y Carbazoles que provocan carcinoma de hígado, vejiga y vías biliares. El oncógeno mas importante es la dimetilaminoazobenceno utilizada como colorante (color amarillo), en la preparación de algunas pastas y aun usada en la conservación de naranjas.

   También es conocido, que en el cáncer pulmonar tiene participación muy importante el alquitrán del cigarrillo en fumantes al igual que la aspiración del hollín en limpiadores de chimeneas, o en pescadores que trabajan con alquitrán para cubrir sus barcas. Los japoneses Yamagiwa e Itchikawa, provocaron carcinoma cutáneo después de pincelar con alquitrán las orejas de conejos por varios días. Igualmente hay sustancias orgánicas combinadas con alquitrán, que provocan diversos tumores malignos entre ellos: el 3-4 benzopireno, la azonaftalina, el dibenzocarbazol.

   Además de todo lo mencionado está demostrado que el Alcohol es causante en muchos pacientes del carcinoma gástrico, sobre todo por abuso de licores.

3. Factores oncogénicos: Flogísticos, es por inflamaciones crónicas como el carcinoma de cérvix, presente en mujeres con cervicitis crónica, carcinoma gástrico en portadores de gastritis crónica (elicobacter pylori), carcinoma lingual en portadores de leucoplasia lingual, etc.

4. Factores cancerígenos: Parasitarios, esta demostrado la aparición de carcinomas intestinales o vesicales, en portadores de tenias o esquistosomiasis intestinal, también pueden existir carcinomas hepáticos en portadores de dístoma japoniqum (parásito japonés que se anida en el hígado).
5. Factores cancerígenos: Hormonales y Virales, mayores detalles podemos encontrar en el acápite de la teoría del desequilibrio hormonal y viral en etiopatogenia del tumor. También debemos tomar en cuenta la Raza, el Sexo, la Edad y la Genética, como factores predisponentes, en especial del punto de vista solo intrínseco. Por lo tanto, a manera de resumen podemos decir que la formación tumoral (maligna o benigna) dependerá de la acción integrativa entre los factores extrínsecos (ejemplo: factores químicos, físicos, flogístico, virales etc.) y un factor intrínseco que va ligado a herencia y es un factor biológico, que se reproduce en el mismo órgano si el progenitor tiene el mismo tumor, que se presenta en forma hereditaria, en algunos grupos familiares como por ejemplo cáncer de mama, de cuerpo uterino, de colon, intestino o recto. Hablando de lo racial, la que es menos afectada es la raza negra, respecto a la blanca, existiendo también algunas preferencias ligadas al sexo y a la edad.

La primera clasificación de los tumores, es la que diferencia en: tumores benignos (no letal) y tumores malignos (mortal).

Tumor Benigno. - Es el que crece lentamente, se desarrolla en sentido expansivo nunca infiltrativo, puede comprimir al tejido circundante pero no invadirlo, no se reproduce a distancia (no da metástasis), casi nunca recidiva después de su extirpación total (tumor fibroso de pleura), y no compromete el estado general del paciente. Los tumores benignos no son cáncer, pero los malignos sí. Los tumores benignos solo crecen en una parte del cuerpo. No pueden aparecer ni invadir otras partes del cuerpo. Por ello decimos que el tumor benigno es una enfermedad localizada, pero en muy raras situaciones y por factores influyentes, ese tumor puede malignizar. Por ejemplo, la administración no controlada de foliculina (hormona segregada por los ovarios), puede malignizar el adenoma y convertirlo en adenocarcinoma de mama.
Existen variedad de tumores benignos que asumirán el nombre de acuerdo al tejido que afecten: Lipomas, osteomas, condromas, miomas, fibromas, neurinomas, etc.

Tumor maligno. - Generalmente llamado cáncer, crece muy rápido y desordenado, rápidamente infiltra o invade a los tejidos circundantes, da metástasis (diseminación a distancia), puede recidivar, incluso habiendo sido sometidos a extirpación total, y compromete el estado general del paciente (2).

Este ya era conocido desde muy antiguo (incluso el padre de la medicina Hipócrates ya usó el término Kakrioma, para referirse al carcinoma epitelial). Podemos como curiosidad citar algunos personajes que murieron consecuencia de cánceres: Napoleón Cáncer de estómago, Carusso y Puccini cáncer de laringe, etc.
El célebre Rey de Inglaterra, Jorge VI, murió (en 1952), de cáncer de pulmón a pesar de haber sido neumonectomizado por el célebre cirujano, Clemente Price Tomas, en el Palacio real, con todo el equipamiento, traído del hospital Westminster, en 1951(3).
Produce alteración anatómica y funcional del órgano afectado y la nominación la reciben de acuerdo al tejido u órgano que afecte, así como las manifestaciones clínicas. (1,2) La piel, la grasa, los músculos, los huesos y otros tejidos que forman la caja torácica, que es una estructura protectora de los órganos vitales dentro el área entre el cuello y el abdomen, que incluye el corazón, los grandes vasos o principales, los pulmones, el hígado y el diafragma. Los huesos de la pared torácica que forman la jaula, son las costillas, el esternón y la columna vertebral dorsal. La pared torácica también ayuda a la respiración, junto al movimiento de los brazos y hombros.
Describiendo los tumores en el tórax, y nos referimos a lo tumores en pared, en pleura y en mediastino, sin tomar en cuenta a los tumores pulmonares (2), de esófago, traquea y diafragma.
Después de haber hecho las consideraciones necesarias respecto a los tumores en general, ahora nos referiremos específicamente a los tumores que se presentan en el tórax y mas aún los tipificamos a los que se presentan en Pleura, Mediastino y Pared torácica (que tienen características propias y a su tiempo las explicaremos).
No nos referiremos a ninguna patología o tipo de tumor que comprometa a pulmones, que según la historia y que ya lo mencionamos líneas arriba, el rey Jorge VI, fue operado en el palacio por Clement Price Thomas, colaborado por Peter Jones y Charles Drew en 1951 falleciendo en 1952. El Dr. Drew operó también a Price de tumor de pulmón en 1964 (2,3), ni tampoco a los de vías respiratorias, esófago, tráquea o diafragma.

Objetivo general:

El objetivo general propuesto es, analizar los tipos de tumores que hemos atendido en el servicio de cirugía de tórax del hospital Obrero Nª 2 de la Caja Nacional de Salud de Cochabamba, en ese tiempo y como manejamos.

Objetivos específicos:

1.- Describir analíticamente, el manejo de los pacientes en el servicio de cirugía de tórax, con tumores de pared, pleura y mediastino, en el hospital Obrero Nª 2 de la Caja Nacional de Salud de Cochabamba.

Material y métodos

Es un estudio retrospectivo descriptivo, de los pacientes atendidos en el servicio de cirugía de tórax del Hospital Universitario Obrero N° 2 de la Caja Nacional de Salud de Cochabamba, que es de 3° nivel con 350 camas, 10 quirófanos y un cirujano de tórax.

Se revisaron expedientes desde enero de 2009 hasta diciembre de 2024, con total cirugías 2.304, se revisaron esos expedientes de pacientes operados en ese tiempo, de los que, fueron 1.215 pacientes (52%) por Tumores en tórax (pared, mediastino y pleura), excluyendo 1.125 (48%) de expedientes, por cirugías de pulmón, tráquea, esófago y diafragma.

De los 1.215 casos operados por Tumores en Tórax, los mas frecuentes son en **pared torácica 641 (52,8%)** entre lipomas, quistes epidérmicos de inclusión, hemangiomas, tumor de Askin y los mas raros encondroma, neurofibroma, espiradenoma, histiocitoma fibroso y tumor maligno de piel (Cuadros N° 1 y 2).

En **Mediastino 385 casos (31,7%),** entre quistes; pericárdico, broncogénico, timomas, hasta bocio endotorácico el mas raro en mediastino (cuadros N° 1 y 2).

En **pleura 189 (15,5%)**, pacientes con mesoteliomas tumores metastásicos a pleura mas frecuentes, y nódulo fibroso de pleura (cuadros N° 1 y 2).

La mayoría de los tumores, fueron tratados quirúrgicamente, a excepción de los linfomas (que son quimiosensibles), mesoteliomas y metastásicos a pleura, en los que solo se realizó pleurodesis (con talco estéril) y transferencia a oncología, para su tratamiento respectivo (cuadro N°2).

Cuadro Nª 1

TUMORES DEL TORAX		
PARED		
PRIMARIOS	SECUNDARIOS	
BENIGNOS	MALIGNOS	METÁSTASIS
PIEL: Quiste Epidérmico, Nevus comunes, (queratoescamosos), Papiloma, Dermato fibroma, Histiocitositoma fibroso, espiradenoma, neurofibroma, elastofibroma.	Melanomas Carcinoma espino y baso celular	Metástasis.
CELULAR SUB CUTÁNEO, GLANDULAR: Lipoma, quistes, hemangiomas, ginecomastia, hemangio lipoma	Liposarcoma	

MUSCULAR: Quistes, Rabdo – Leio Miomas	Leio-Rabdomiosarcoma	
VASCULAR: Mixto Hemangio lipoma Angiomas, hemangioma, linfangioma	Angiosarcomas	
CARTÍLAGO: Condroma	Condrosarcoma	
HUESO, COSTILLA CLAVÍCULA ESCAPULA: Osteoma costal, de clávicula, escápula, Encondroma	Osteosarcoma, Osteocondrosarcoma	Metàstasis a costillas o esternón
	PLEURA	
Nódulo Fibroso solitario de pleura Lipoma pleural	Mesotelioma	Metástasis de y a pleurales
	MEDIASTINO	
Anterior: Timoma, Teratoma, Bocio endotorácico	Timoma maligno, Linfoma	
Medio: Quiste periicárdico, broncogénico, hidatídico	Teratocarcinoma, Ca.de Tiroides	Metástasis?
Posterior: Neurofibroma, Shwanoma	Neurofibromatosis	

En el cuadro encontramos todos los tumores del Tórax, de acuerdo al lugar u órgano que comprometan. (Producción propia)

Tumores de la pared del tórax

Definición de pared torácica; es el contenido desde la piel, la grasa, los músculos, los huesos y otros tejidos que forman una estructura compleja, que sirven para proteger los órganos vitales en el área entre el cuello y el abdomen, estos incluyen: el corazón, los grandes vasos, los pulmones y el hígado. Los huesos que conforman la pared torácica son las costillas, el esternón y la espina vertebral. La pared torácica también ayuda a la respiración, y el movimiento de los brazos y hombros (3).

Los tumores de la pared torácica son entidades no tan raras, entre las que se incluyen lesiones de hueso y partes blandas, pueden ser primarias o secundarias (metástasis, infecciosas).

Los tumores de la pared torácica son benignos o malignos que pueden interferir con la función pulmonar o no. Los tumores primarios de la pared torácica representan el 5% de todos los tumores torácicos y 1 a 2% de todos los tumores primarios. Casi el 50% son benignos.

Los tumores primarios benignos de la pared torácica son: condroma, osteocondroma, displasia desmoide y fibrosa, y la histiocitosis X. Los tumores primarios malignos se enumeran a continuación: plasmacitoma, condrosarcoma, osteosarcoma, histiocitoma fibroso maligno, rabdomiosarcoma, sarcoma de Swing, y tumor de Askin.

Las causas precisas de los tumores de la pared torácica no se comprenden completamente. Sin embargo, se cree que la genética juega un papel, ya que parecer ser hereditaria, mientras que la dieta y el estilo de vida también se consideran factores relevantes.

Son los más sintomáticos, 641 casos (52,8%), de todos los tumores del tòrax, porque el paciente percibe y describe su problema, desde el inicio, indicandonos el tiempo de aparición y forma de evoluciòn, la rapidez de crecimiento, si es doloroso o no, aunque no siempre presta atención, o no le da importancia necesaria a sus síntomas (4).

La pared del tòrax está compuesta por piel, celular sub cutaneo, vasos, músculos, cartílagos, costillas, clavícula, esternón y columna dorsal (Fig.y cuadro Nº 1).
Los tumores benignos de la pared torácica, son lesiones mas frecuentes que se originan en piel, músculos, vasos sanguíneos, nervios, hueso, cartílago o grasa. Los tumores pueden presentarse en cualquiera de los tejidos que conforman la pared toràcica, (Fig.Nº 1 A y B), pueden en ocasiones cohabitar dos tejidos en un tumor (hemangio lipomas, osteocondrosarcomas etc,) Cuadro Nº 1y 2.
Los tumores en pared, asi como en todo el organismo, pueden ser **primarios**, originados en el mismo tejido o de la misma celualridad (benignos o malignos), y **secundarios** que siempre son malignos pues corresponde a metástasis, implantados en pared, provenientes de otros órganos o tejidos (4,5).
El **diagnóstico**, casi nunca pasan inadvertidos, pues como digimos el paciente se queja (**anamnesis**), o vemos, palpamos su consistencia, su desplazamiento, y medimos (**examen fisico**), por lo que el diagnóstico es **semiológico clinico** y solicitamos los exámenes complementarios para estudiar su extensión o compromiso con órganos o tejidos vecinos y la estirpe del tumor (5).
Son de diversos tamaños, que desde unos milímetros (los quistes de inclusión epidérmica), hasta varios centímetros 12 o más (los lipomas).

Tumores primarios

Los tumores primarios de la pared torácica representan el 52,8% de todos los tumores torácicos.

De éstos, el 80% de casos son benignos (Fig.: Nº 2), y 20%, corresponde a neoplasias primarias invasivas, o metástasicas.

Los tumores **primarios benignos**, de pared torácica son los siguientes (6,7): Lipoma, condroma, osteocondroma, displasia desmoide y fibrosa, la histiocitosis X, quistes de inclusión y epidermoides, hemangionas, correspondenal 80% (cadro N°2).

Los tumores primarios y secundarios malignos son 20%, entre ellos condrosarcoma, osteosarcoma, histiocitoma fibroso maligno, rabdomiosarcoma, liposarcoma (Fig.: N°3).

Fig. N° 1 A

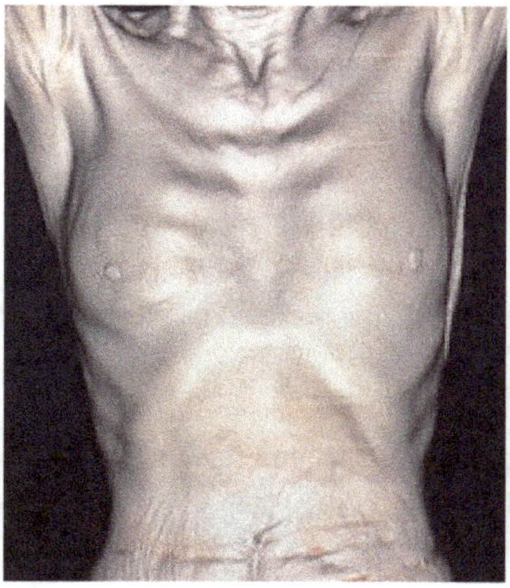

Fig. N° 1 B

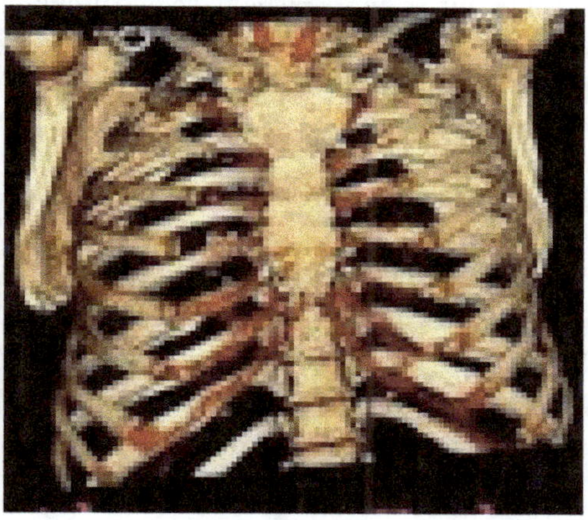

Es una tomografía de piel lado izquierdo. De lado derecho es parrilla costal con esternón y columna dorsal.

Producción propia

Piel

En la piel desarrollan los tumores mas pequeños y generalmente benignos, porque son de lento crecimiento minimamente invasivos, de muy facil diagnostico semiológico y que generalmente preferimos extirparlos que hacer biopsias para diagnóstico previo.

Los tumores de piel más frecuentes son: Quiste Epidérmico, Nevus, Verrugas, Papiloma, Dermato fibroma (Fig.:N° 2), se conocen también con el nombre de queratosis seniles o verrugas seborreicas y se las considera como los tumores epiteliales benignos más frecuentes. Se trata de una proliferación de queratinocitos basaloides, que se suele acompañar de hiperqueratosis e hiperpigmentación (6).

Cáncer de piel (ya descrito crecimiento anómalo de células dérmicas), por exposición persistente al sol, pero también aparecen en zonas no expuestas.

Existen tres tipos principales de tumores (cáncer) de piel, carcinoma basocelular, carcinoma espinocelular y melanoma (6,7). Es posible reducir la aparición de éstos tumores, evitando la exposición a los rayos ultravioleta (UV), La detección temprana del cáncer de piel, brinda mayor probabilidad de terapia exitosa. El cáncer de piel comienza en la capa superior de la piel: la epidermis.

La epidermis es una capa delgada que proporciona una cubierta protectora a las células de la piel, que el cuerpo reemplaza continuamente (descamación).

La epidermis contiene tres tipos de células principales:

a) Células escamosas, se encuentran inmediatamen debajo de la capa externa y la recubre.
b) Células basales, las que producen nuevas células cutáneas y estan debajo las células escamosas.
c) Los melanocitos, que producen melanina (el pigmento que da color a la piel), se encuentran en la parte inferior de la epidermis. Los melanocitos producen más melanina, cuando hay mas exposición al sol, intentando proteger las capas más profundas de la piel.

El tipo de tumor (cáncer) está determinado por la clase de células donde se inicia.

La luz ultravioleta, una posible causa, por el daño al ADN en las células de la piel, consecuencia de la radiación ultravioleta (UV), que se encuentra en la luz del sol y en luces que se utilizan en camas solares.

Pero esto, no explica los casos de cáncer de piel que se manifiestan en piel no expuesta a la irradiaciòn del sol. Quiere decir que hay otros factores pueden que intervien para la apariciòn de cáncer de piel, como exposición a sustancias tóxicas o cursar con una afección que debilite el sistema inmunitario.

Algunos factores que aumenta el riesgo de sufrir cáncer de piel son:

1. **Piel clara.** El tener menos pigmento (melanina) en la piel proporciona menos protección contra la radiación UV del sol. **El cabello** rubio o pelirrojo, ojos claros y pecas, quemaduras por el sol, es posible la mayor probabilidad de desarrollar cáncer de piel, que personas con piel más oscura.

2. **Exposición excesiva al sol**. especialmente si la piel no está protegida con protección solar o ropa. Broncearse, incluso exponerse a camas y lámparas solares.
3. **Climas soleados** o **grandes altitudes**, personas que viven en climas cálidos y soleados están expuestas. Vivir en elevaciones más altas, en donde la irradiaación solar es más intensa.
4. **Lunares.** Las personas que tienen muchos lunares o lunes atípicos denominados nevos displásicos se encuentran en mayor riesgo de padecer cáncer de piel. Estos lunares atípicos, que parecen irregulares y generalmente son más grandes que los lunares normales, tienen más probabilidad de convertirse en cancerosos.
5. **Lesiones cutáneas precancerosas**, como queratosis actínicas aumentan el riesgo de desarrollar cáncer de piel. En general, estos crecimientos precancerosos en la piel aparecen como manchas ásperas y escamosas que son de color marrón a rosa oscuro. Son más comunes en el rostro, la cabeza y las manos de las personas con piel clara que han sufrido daños por el sol.
6. **Antecedentes familiares de cáncer de piel**.
7. **Antecedentes personales de cáncer de piel**, riesgo de volver a tener.
8. **Sistema inmunitario deficiente**. Esto incluye personas con VIH/SIDA y aquellas que toman medicamentos inmunosupresores después de un trasplante de órgano.
9. Exposición a la radiación, personas que recibieron tratamiento de radiación para las afecciones de la piel, como eccema y acné, tienen mayor riesgo de cáncer de piel, especialmente carcinoma basocelular.
10. La exposición a ciertas sustancias, como **arsénico**, puede aumentar el riesgo de cáncer de piel.

Cuadro Nº 2

TUMORES DEL TORAX			
TEJIDOS	**BENIGNOS**	**MIXTOS O MALIGNOS**	**TOTALES %**
PIEL Y PARED			
Quiste Epidérmico, y de inclusión	225	Melanoma	1
Lipoma	242	Liposarcoma	3
Nevus	11	Hemangio lipoma	2
Papiloma	5		
Elastofibroma	11		
Dermatofibroma	9		
Histiocitositoma fibroso	7		
Espiradenoma	3		
Neurofibroma	5		
Ginecomastia Uni y Bilateral	66		

VASCULAR			
Angiomas: Hemangioma, Linfangioma, axilar, pared, supraclavicular	29		
CARTÍLAGO Condroma	9	Condrosarcoma	1
Encondroma costal	**1**		
HUESO Clavícula osteoma	2	Osteosarcoma	1
Costilla Osteoma Quiste óseo	4 1	Osteocondrosarcoma	1
Escapula Osteoma	2		
			641 = 52,8
PLEURA			
Nódulo Fibroso de pleura Neoplasias	68	Mesotelioma Metastásicas	18 103
			189 = 15,5
MEDIASTINO			
Anterior			
Timoma	162	Timomamaligno	21
Teratoma	15	Linfoma	1
Bocio endotorácico	56	Ca.de Tiroides	4
Medio			
Quiste pericárdico	35		
Broncogénico	61		
Posterior			
Neurofibroma	22	Neurofibromatosis	3
Shwanoma	5		
			385 = 31,7
TOTAL			**1.215 = 100**

El cuadro refleja la estadìstica de los tumores en el tórax y las diferentes patologias encontradas. Resalta la predominancia de los tumores en pared torácica, respecto de los otros órganos y regiones.

(Producciòn propia)

Fig. Nº 2

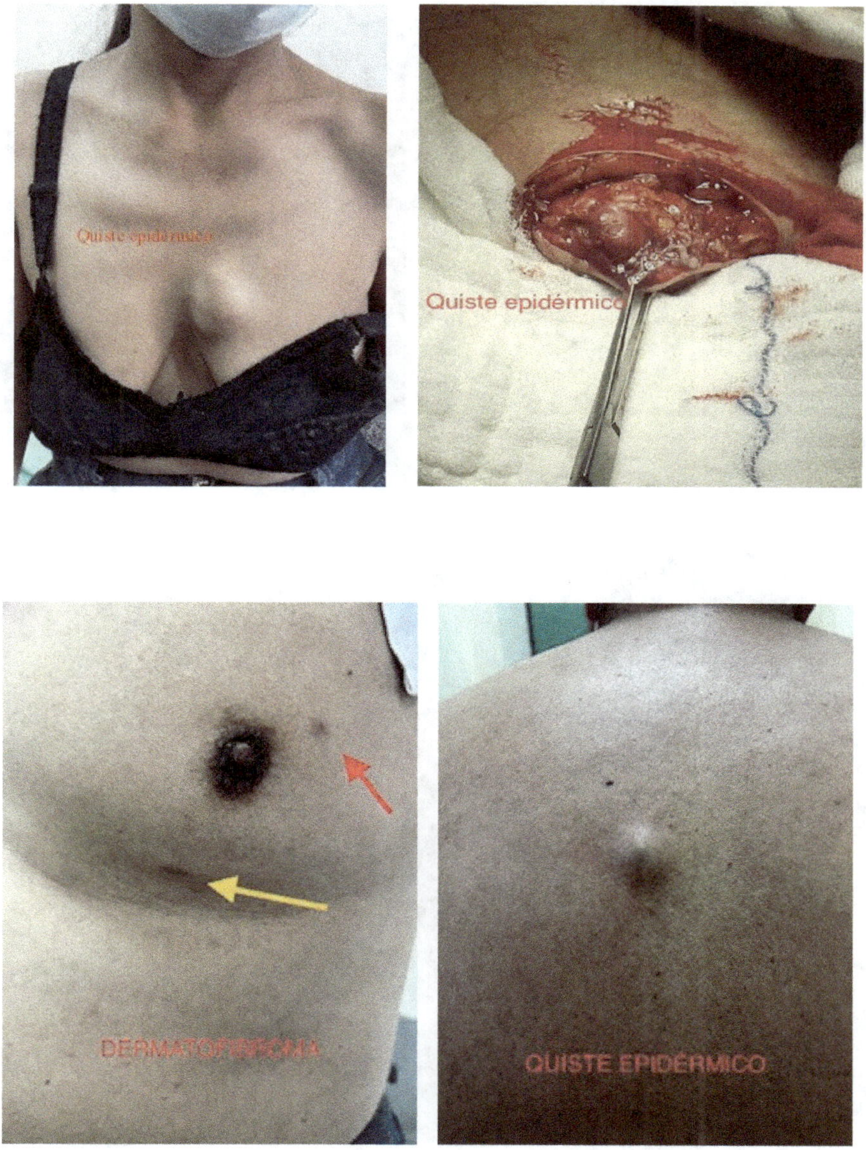

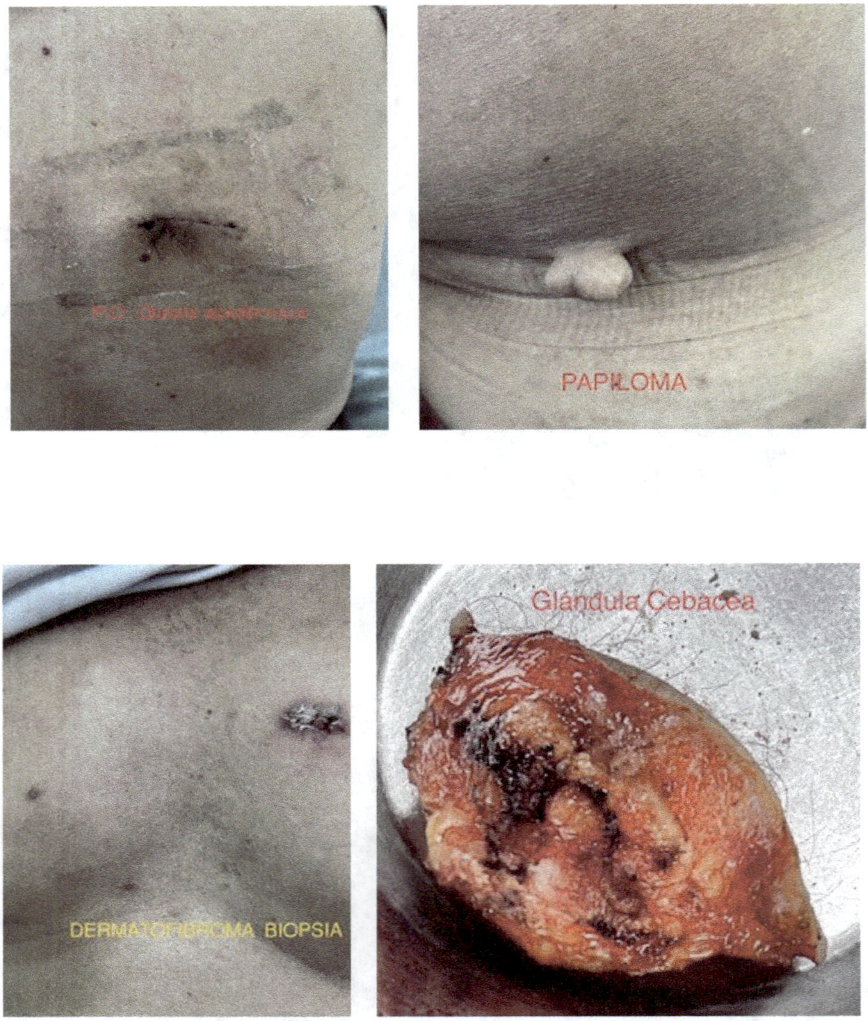

Las ocho fotografías, muestran los diferente tipos de tumores benignos de piel. Y partes blandas.

(Producciòn propia)

Fig.: Nº 3

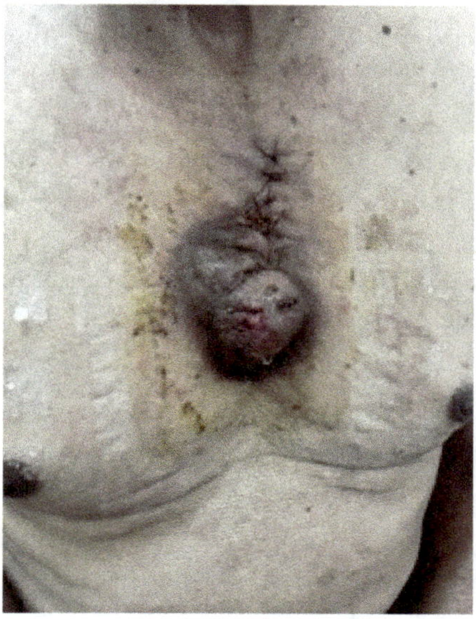

La fotografía es de un carcionma en piel, que creció tan rápidamente que esta imagen corresponde a menos de un mes de post operatorio.

(Producción propia)

Para el diagnóstico, escensial es la **semiologia** y como exámenes complementarios la TAC de piel, para identificar el tipo de lesión y si hay compromiso con tejidos vecinos (Fig: Nº 1 A).

No recomendamos la biopsia, si hay condiciones y es mejor extirpar directamente y enviar a patologia.

El **tratamiento** de tumores de piel y pared torácica, es la excéresis del tumor, siempre respetando el margen de seguridad y en especial con los tumores malignos o Cáncer de piel.

Condroma Osteoma. Osteocondroma

Son tumores benignos de los cartílagos, corresponden al 10% de lesiones benignas de pared torácica. Se presentan a edad temprena a los 20 o 30 años, generalmente se situan en la unión condrocostal anterior, crecen lentamente y son poco dolorosos.

Osteoma (8,9,10,11), tumor óseo benigno de crecimiento lento, poco frecuente en costillas (Fig.: Nª 4, 5 y 6). Se presenta con mas frecuencia en escápula o clavícula. El tratamiento la excéresis del fragmento óseo o costal comprometido y sustituir con placa de titanio o con malla de Marlex en caso necesario

El osteocondroma es un tumor benigno constituido por hueso y cartílago.

El tumor óseo benigno es el más común, de todos los tumores costales. Hombres jóvenes son más afectados 3 veces más que las mujeres. El tumor se origina en la corteza de la costilla, casi sobre la metáfisis. Como crece hacia fuera, se presenta como masa indolora, por lo que es casi asintomática.

En la Rx o TAC (Fig.: Nª 4,5 y 6), muestra opacidad cubierta de cartílago o hueso.

Las lesiones múltiples pueden indicar una osteocondromatosis familiar.

El osteocondroma puede provocar complicaciones, incluyendo fracturas, deformaciones óseas y dolor por compresión nerviosa.

Fig. Nº 4

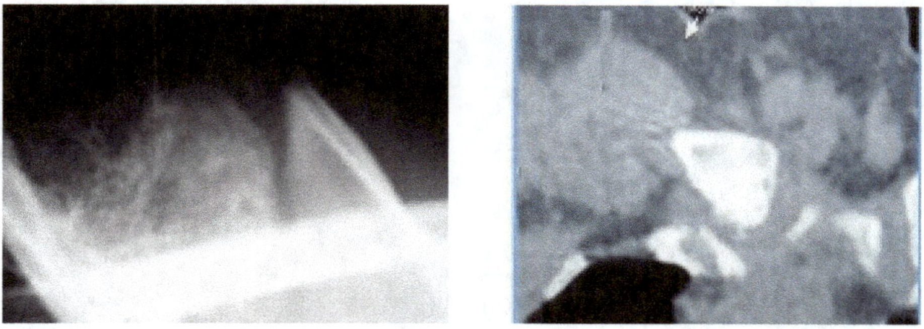

Son 11 fotografías, de Tomografías, de tumores óseos en omoplato, costilla, clavícula, de las cirugias y post operatorio. Las Fig.: Nº 4 y 5

(Cortesia de Cirugia de tórax. El manual) y producción propia

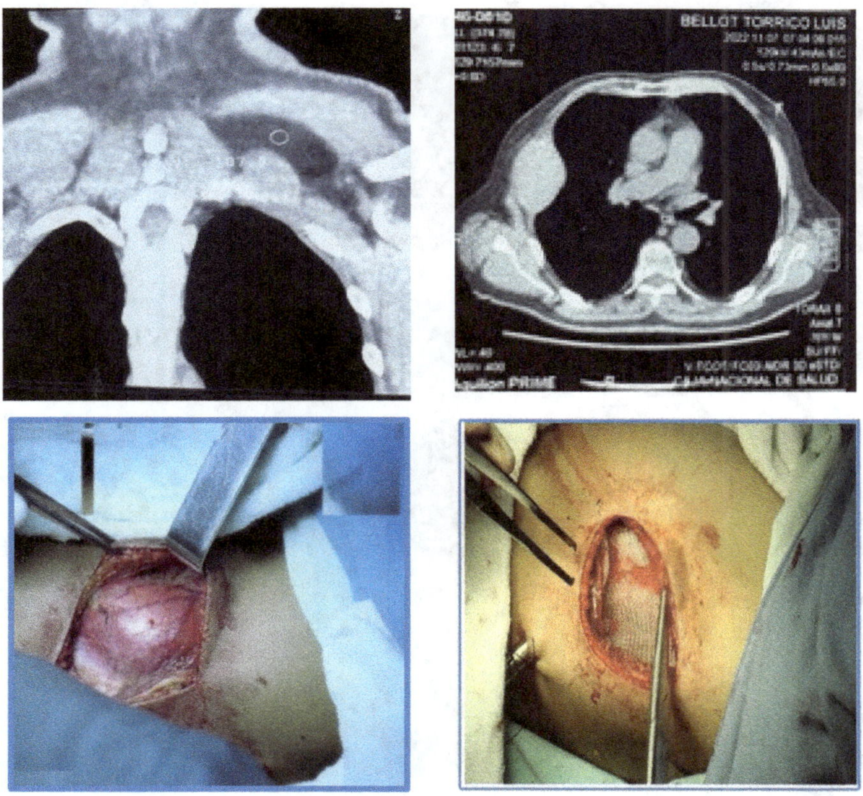

Fig.: Nº 5

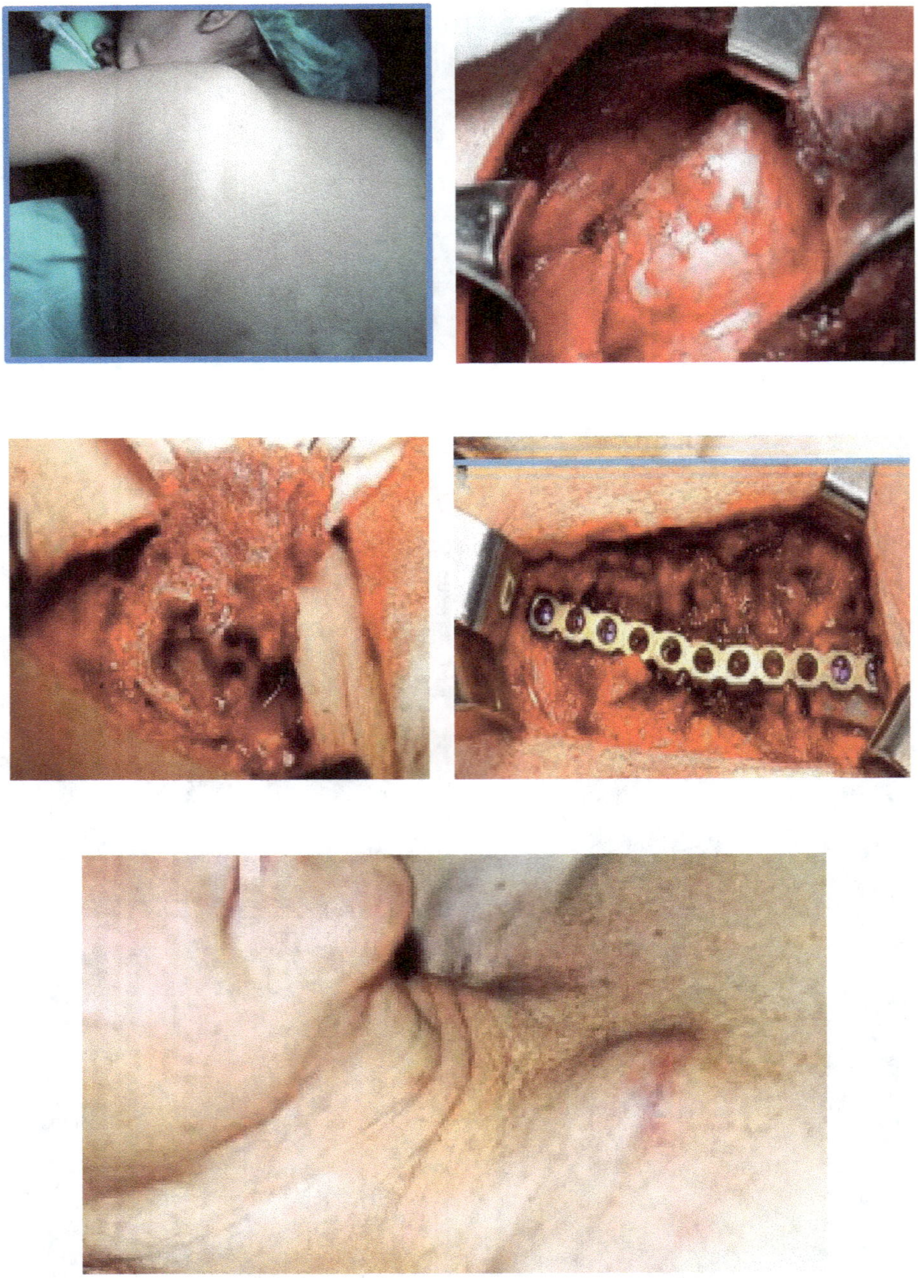

Fig: Nº 6

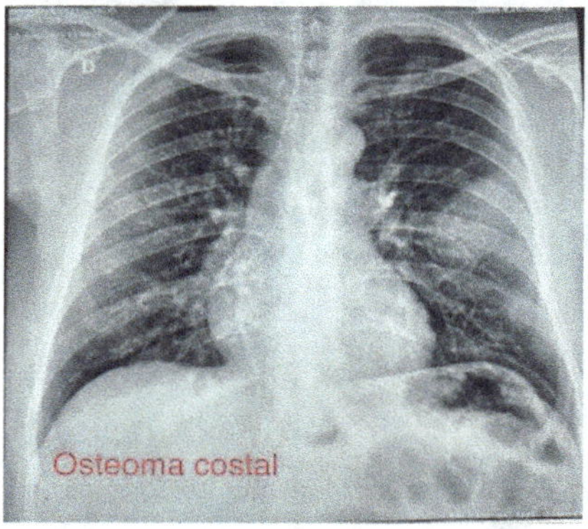

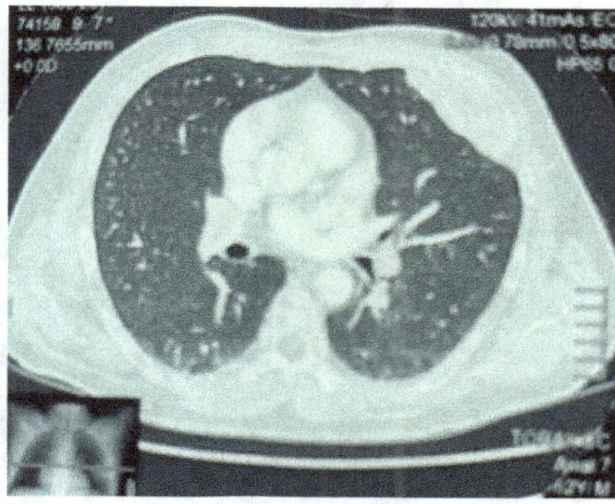

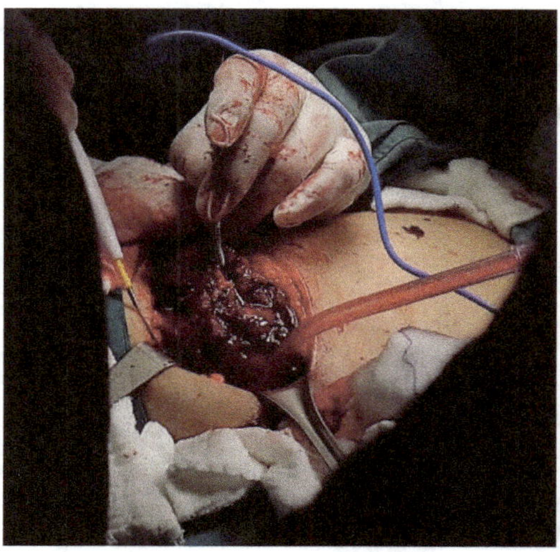

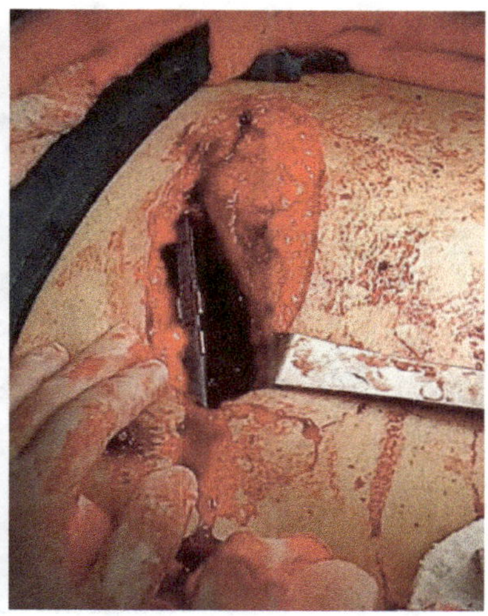

Las Fig.: 6 y ,7corresponden a fotografías de la Rx, TAC, y excéresis costal del osteoma costal, y sustitución con placa de Titanio, pieza, la incisión la Rx de control post operatorio y la herida en el momento de retirar el drenaje torácico, de un Osteoma costal 4ª izquierdo

(Producción propia)

Fig: Nº 7

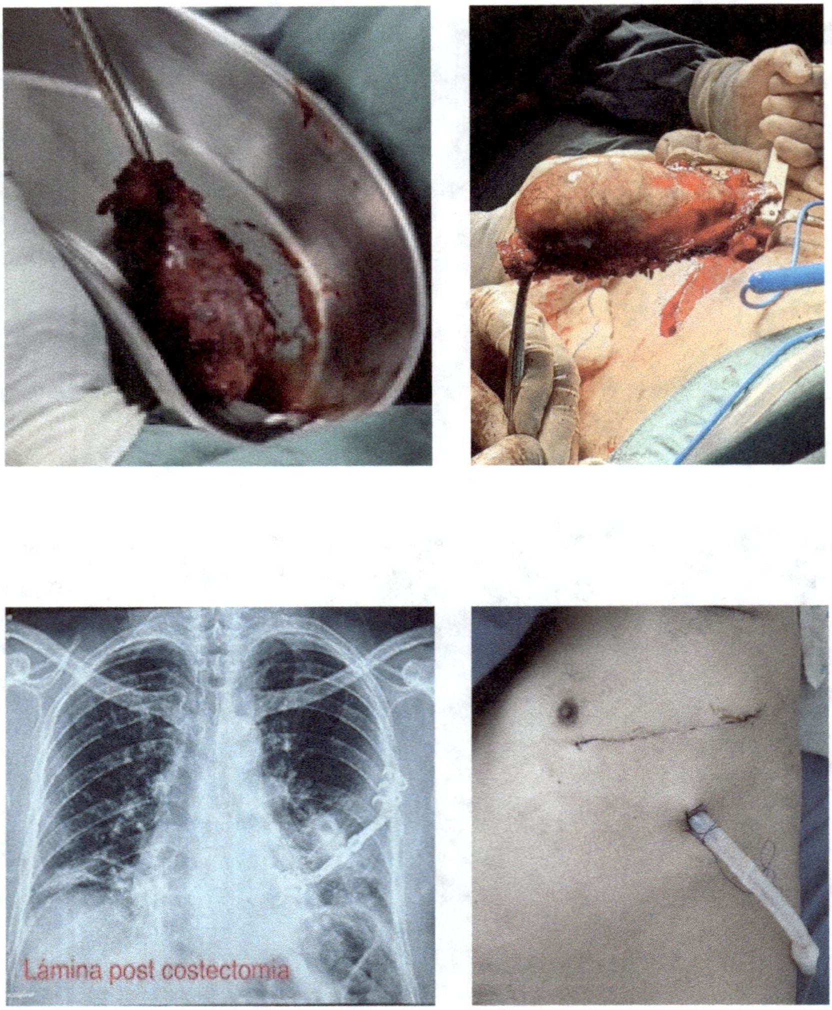

Puede ocurrir la transformación maligna y debe sospecharse cuando hay dolor, erosión del hueso, calcificaciones irregulares o engrosamiento de la cubierta cartilaginosa (11,12,13).

El tratamiento comprende la resección (Fig.: Nº 4, 5, 6), en todos los pacientes mayores de 18 años.

Antes de es edad solo si, el tumor debe ser resecado si ha aumentado de tamaño o causa síntomas.

Ginecomastias

Es el desarrollo anormal de la o las glándulas mamarias en el varón por disminución de la testosterona, o persistencia o aumento del estrógeno materno, y se manifiestan en bebés, adolecentes o adultas menos frecuente. La causa de esta reducción pueden ser afecciones que disminuyen o bloquean los efectos de la testosterona o afecciones que aumenten el nivel de estrógenos. En otras ocasiones puede estar relacionadas con uso de medicamentos o uso de drogas. Algunos alimentos pueden también causar ginecomastia, como por ejemplo la leche entera, la mantequilla, los quesos, así como comidas rápidas y fritos con grasas trans, (pollo con papas fritas y hamburguesas).

Las manifestaciones clínicas son dolor, aumento de volumen, y ocasionalmente secreciones por el pezón (investigar neoplasia), al examen físico, se observa asimetría o aumento de volumen bilateral, a la palpación se percibe la glándula indura y mayor que la otra, con o sin dolor.

El tratamiento es quirúrgico, excéresis de la glándula, si no se reabsorbe en meses o hasta dos años del tratamiento realizado

Fig: N° 8

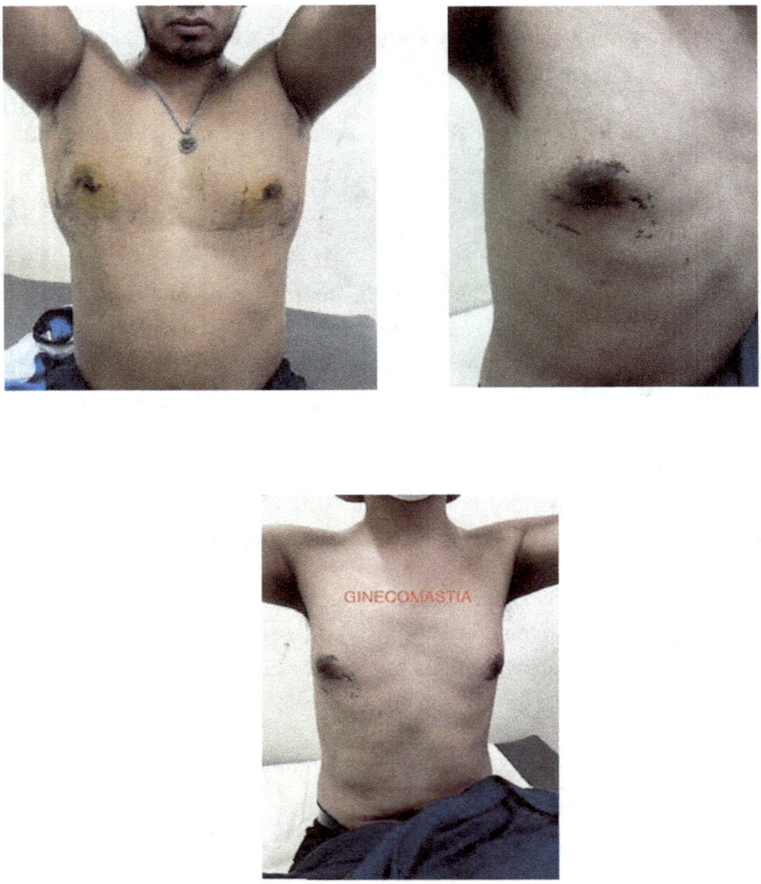

En las fotografías observamos las cicatrices de las heridas de excéresis de ginecomastias Uni y Bilaterales. En nuestra casuística operamos a 66 pacientes, entre 15 y 42 años, sin complicaciones. (cuadro N°2) (producción propia)

ENCONDROMA

No se conoce la causa exacta, pero se cree que se produce como consecuencia del crecimiento anormal del cartílago que recubre los extremos de los huesos, o del crecimiento persistente del cartílago embrionario original (14). Histológicamente, los condromas también pueden ser difíciles de distinguir de los condrosarcomas de bajo grado, por lo que todos los condromas deben ser considerados malignos hasta que se pruebe lo contrario.

El tratamiento comprende la resección amplia.

Este es el artículo completo de Encondroma Costal, publicado previamente en la Revista Orbis Tertius; porque ser un caso raro, único en nuestra casuística y fue el que propició que su prestigiosa empresa nos invite a ampliarlo, lo hicimos con fotografías que no se publicaron en Orbis Tertius, y lo presentamos para su publicación. (sin conflicto de intereses)

ENCONDROMA DE COSTILLA

Autores:

1. *Cesar Augusto Angulo Camacho. Boliviano. Médico especialista en cirugía de Tórax del Hospital Obrero N° 2, de la Caja Nacional de Salud. Docente de post grado en Cirugía general de la UMSS. Docente de pregrado de cirugía de tórax de la UPAL, sede Cochabamba augustoangulo@gmail.com
2. ** Omar Ayllón Cadena. Boliviano. Médico Especialista Patólogo del Hospital Obrero N°2 de la Caja Nacional de Salud Cochabamba osmanayllon@gmail.com
3. ***Tatiana Alejandra Pérez Quiroz. Boliviana. Médico Residente 1° año Otorrinolaringología, del Hospital Obrero N°2 de la Caja Nacional de Salud Cochabamba tatialepq@gmail.com
4. **** Augusto David Angulo Ferrufino. Boliviano. Médico general. Diplomado en Educación superior en UPAL. Adscrito al servicio de Cirugía del Hospital Obrero N° 2 de la Caja Nacional de Salud Cochabamba augus.angulo@gmail.com

Resumen

Se trata de caso clínico de rara presentación. Paciente de 37 años, sexo masculino asintomático, transferido al servicio, hallazgo casual de lesión tumoral ósea, en segunda costilla izquierda, en su examen pre ocupacional.

Después de concluir los estudios con imagenología, el diagnóstico es tumor óseo de costilla. Se realiza cirugía de excéresis del tumor en su integridad y enviado a estudio histopatológico, cuyo informe fue "Encondroma". El caso de estudio se realizó en el Hospital Obrero Nº 2 de la Caja Nacional de Salud de Cochabamba.

Intentamos demostrar la rareza del caso (el único) en las Referencias revisadas.

Palabras clave: Encondroma, tumor óseo de costilla.

Este documento fue publicado en el 7mo número, del año 4to, en Agosto del 2020, en las pp 85-90 de la Revista Académica y Científica Orbis Tertius UPAL (ISSN 2520-9981), editada por la Dirección Nacional de Investigación de la Universidad Privada Abierta Latinoamericana.

Introducción

Encondroma es un tipo de tumor raro benigno, que se origina a partir de tejido cartilaginoso, en huesos.

El cartílago es tejido conectivo especializado, a partir del que se forman los huesos.

El cartílago desempeña un papel importante en el proceso de crecimiento, habiendo diversos tipos de cartílago presentes en todo el cuerpo.

El encondroma afecta con mayor frecuencia al cartílago que recubre el interior de los huesos, se desconoce la etiología, pero se cree que sería consecuencia de crecimiento anómalo del tejido cartilaginoso en los extremos de los huesos o del crecimiento persistente de cartílago embrionario. Los huesos en los que este tumor se desarrolla con mayor frecuencia son los huesos largos como fémur, húmero o tibia, también en huesos de manos y pies.

Es de crecimiento y presentación silenciosa, asintomático, por lo que el diagnóstico en la mayoría de los casos es en la vida adulta, aunque puede también diagnosticarse entre los 10 a 20 años y en ambos sexos.

La presentación en costillas es sumamente rara, no encontramos en la literatura revisada, encondroma en costillas, lo que nos motivó a presentarlo,

Material y métodos

Presentación de Caso:

Paciente de sexo masculino de 37 años de edad, asintomático, cuyo hallazgo es casual al someterse a radiografía de tórax en su examen pre ocupacional, en la Caja Nacional de Salud (CIMFA), de la que se informa como esclerosis en topografía de primer arco costal izquierdo, sospechamos también de granuloma en lóbulo superior izquierdo, por verse como nódulo de +- 3x4cm con bordes calcificados e imagen aérea en su interior (una de las causas de nódulo solitario de pulmón).

Por ello solicitamos tomografía simple de tórax, y en ella se evidencia presencia de lesión tumoral ósea, en arco anterior de segunda costilla izquierda (Fig. Nº 1).

Después de explicar al paciente de su problema, se le plantea el tratamiento quirúrgico de excéresis de la lesión y luego de firmar el consentimiento informado se programa y se procede co0n la cirugía de Excéresis del tumor, bajo anestesia general, resección completa como se ven en las fotografías (Fig.:2), que prosigue sin complicaciones. Se envía la muestra a patología, cuyo informe Histopatológico es Encondroma. La evolución post operatoria es favorable y dado de alta muy bien.

Fig. Nº 1

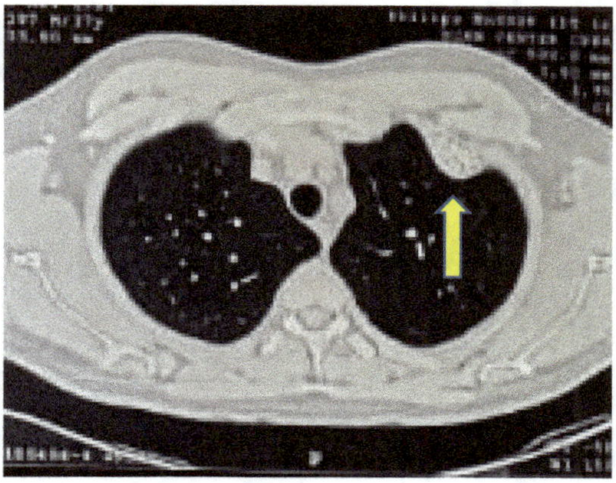

Fig. Nº 2

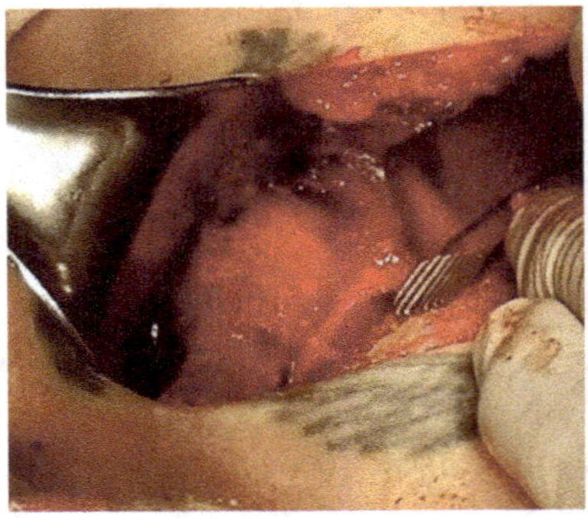

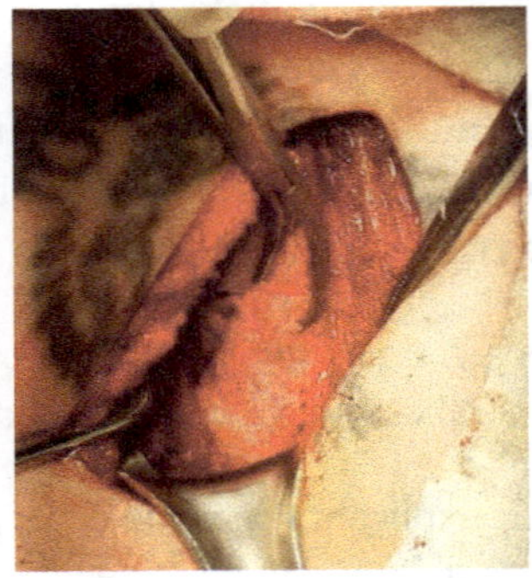

Foto de Tomografía realizada, en la que se aprecia las características del encondroma, la lesión ósea lítica y blástica que afecta al arco anterior de la segunda costilla izquierda.

La fuente de las figuras son producción propia de los autores. Fuente, elaboraciòn propia 2019

Fig. Nº 3

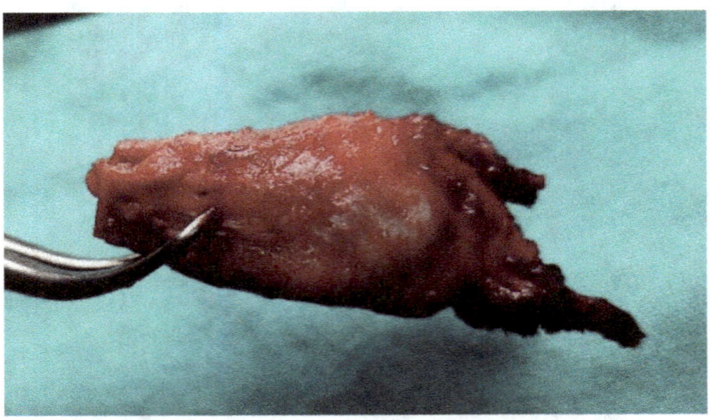

Fotos del tumor y durante la cirugia en la que observamos la forma, el tamaño, cuando la seccionamos y despues de que se completó la extirpación, previo al envio a patologia.

La fuente es producción propia, 2019.

Resultados

Con el diagnóstico de tumor costal, se recomienda al paciente, excéresis de la lesión.

La propuesta es aceptada, siendo sometido a cirugía, en el Hospital Obrero Nº2 de la Caja Nacional de Salud Cochabamba, con extirpación total del tumor (Figs. Nº 2, 3).

Enviado a patología con diagnóstico de osteocondroma costal.

La evolución post operatoria es favorable y dado de alta en buenas condiciones.

El informe histopatológico refiere. Segmento de costilla que mide 5,5 x 2,4 cm de longitud, en su parte media lesión circunscrita blanquecina de 4x2,2 cm de diámetro. Estudio histológico evidencia tejido óseo con neo formación compuesta por cartílago maduro, con celularidad levemente incrementada, sin atipia y con zonas de osificación central y periférica, sin tendencia infiltrativa. Compatible con Encondroma.

Discusión

El encondroma (Cf Papo, 1981.1841 y Jaffe, 1943.46) es un tumor benigno cartilaginoso, de mayor presentación entre todos los tumores óseos solitario, o múltiple (Cf Samper, 2014, y Abreu, 2017, 267 y Michael, 2017) usualmente asintomático, que representa el 20% de todos los tumores óseos, diferente al condroma 30%. Crece intramedularmente en huesos pequeños de mano o de pie; otras ubicaciones son hombro, pelvis y huesos largos. No tiene predilección por género y rara vez sufre transformación maligna (Cf Flemming, 2000.58 y Ferrer, 2010.224 y Herrera, 2011.36).

Este tumor óseo benigno está compuesto de lóbulos de cartílago hialino, único o múltiple (enfermedad de Ollier), se denomina encondromatosis (Cf Restrepo, 2009.316 y Barcina,2012). Se cree que se origina de restos de cartílago que quedan atrapados en la metáfisis del hueso en crecimiento, el encondroma solitario representa la segunda lesión condroide benigna seguida del osteocondroma, ocurriendo en el 3% al 17% de los casos de tumores óseos primarios.

Su diagnóstico es mas frecuente entre la tercera y cuarta década de la vida, ocasionalmente da manifestaciones como fractura patológica o edema doloroso de un dedo. En la radiografía simple los encondromas se presentan como lesiones líticas geográficas bien definidas de morfología ovoidea, con grado variable de matriz condroide. El diagnóstico es apoyado por radiografía de huesos cuando encontramos una lesión menor de 6 cm típicamente en 95% de casos se observan calcificaciones lobulares (Cf Michael 2017 y Barcina, 2012).

La TC permite una valoración más precisa de la integridad cortical y de la matriz calcificada, es la técnica de elección para detectar lesiones no mineralizadas que infiltran el canal medular sin compromiso de hueso adyacente, estas no siempre son vistas en una radiografía convencional (Cf Krandorf, 2007.15).

En la RM los encondromas presentan la apariencia característica de las neoplasias cartilaginosas: arquitectura lobular, con calcificaciones y el típico patrón de realce en arcos y anillos de los septos entre los lóbulos cartilaginosos, sirve para valorar la extensión en la médula ósea (Cf Abreu,2017, 267 y Barcina, 2012).

El diagnóstico diferencial de los encondromas incluye el quiste de inclusión epidermoide, quiste óseo aneurismático, quiste óseo solitario, displasia fibrosa, infarto óseo y el fibroma condromixoide. El principal dilema diagnóstico es la diferenciación con el Condrosarcoma de bajo grado. En esta diferenciación, la localización axial o epifisaria, mayor tamaño, destrucción cortical o extensión a partes blandas, un festoneado endostal extenso y la presencia de dolor local favorecen el diagnóstico de Condrosarcoma frente al de encondroma (Cf Barcina, 2012).

Aunque no es necesaria la biopsia para su diagnóstico, la lesión macroscópicamente es azul grisáceo con fragmentos amarillos que representan la matriz mineralizada. Microscópicamente se observan lóbulos de cartílago hialino separados por septos finos fibrovasculares. El diagnóstico definitivo es por anatomía patológica, a pesar de que la imagenología evidencia rasgos importantes sugerentes del diagnóstico (Cf Abreu, 2017, 267).

El tratamiento del encondroma y otros tumores benignos de hueso o cartílago ha tenido diferentes indicaciones de distintos modos de manejo.

El legrado, que consiste en escarificar el hueso, con una cureta, hasta retirar el tumor sin extirpar el hueso, dejando un hueco en el hueso. En algunos casos, después de haber extraído la mayor parte del tumor, el cirujano tratará el tejido óseo cercano para eliminar cualquier resto de células tumorales, esto puede realizarse con criocirugía o crioterapia (en la que se vierte nitrógeno líquido en el hueco que quedó, al curetar el tumor) o usando cemento óseo o con injertos óseos. El cemento óseo PMMA (polimetilmetacrilato) en forma líquida que endurece al secar generando calor, que destruye a las células que podían haber quedado después del curetaje (Cf Barcina 2012).

En el hospital Brigham Health, la recomendación terapéutica es la cirugía de excéresis del tumor, luego de evaluar la edad el tiempo de la enfermedad, porque se considera curativa porque, aunque la etiología no fue determinada, es posible su origen genético, con el descubrimiento del gen EXT2 (Cf Zhao,2009, 244 y Yao F. 2010,95), y la posibilidad de Malignización es probable, aunque en menores proporciones.

También coincidimos en esta forma de terapia quirúrgica, y por ello realizamos la excéresis completa del tumor incluyendo parcialmente la 2ª costilla izquierda.

Referencias

Nota: Las referencias y las citas, están en FORMATO APA

1. Abreu Jennifer, et al (2017) Experiencia de cinco años en tumores óseos en el instituto anatomopatológico Dr. José A. O´Daly,. Rev Venez Oncol; Nº 29(4):260-267. Venezuela Ago. 2019
2. Álvarez L. A, García L. Y, et al, (2007). Condrosarcoma. Rev Cubana Ortop Traumatol.; Nº 21(2): Recuperada de: http://scielo.sld.cu/scielo.es Ago 2019
3. Barcina Garcia E., et al. (2012). Revisión de tumores cartilaginosos: hallazgos de imagen y correlación radiopatológica. Este Poster ha sido presentado originalmente en el congreso de la SERAM, 24-28 de mayo 2012, en Granada/ES Ago 2019
4. Ferrer Santacreau E.J., et al. (2000). Encondroma versus condrosarcoma de bajo grado en el esquelato apendicular. Criterios clínico radiológicos, Revista española de cirugia ortopedia y traumatologia, Nº 54; 220-226 Ago 2019
5. Flemming Donald, y Murphey Mark. (2000). Enchondroma and chondrosarcoma. Semin Musculuskelet Radiol; Nº4: 0059-0072. Rescatado de scielo.com.org.co ago. 2019
6. Herrera_P, UD, Friend SH et al, (2011). Malignización de encondroma del pie a condrosarcoma secundario. A propósito de un caso y revisión de la literatura, Revista del Pie y Tobillo, Nº 25; 35-37. Recuperado de sciencedirect.com Ago 2019
7. Jaffe H. y Lichtenstein L. (1943), Solitary benign enchondroma of bone. Arch Surg; Nº 46: 480-493. Recuperado de scielo.com.org.co Ago 2019
8. Krandorf M, y Peterson J, Bancroft L. (2007). MR Imaging of the knee: incidental osseous lesions. Magn Reson Imaging Clinics Nº 15:13-24. Ago 2019
9. Pappo A.S. (1981). Tumores benignos. Tratado de Pediatría Nelson 15 ed (p1841-1843). La Habana Cuba Ago 2019
10. Michael J. Joyce, (2017). Tumores y quistes óseos benignos, Cleveland Clinic Lerner School of Medicine at Case Western Reserve University; Manual MSD, version para profesionales Ago 2019

11. Restrepo J.P.,Molina M.P. (2009). Encondroma solitario de fémur. Rev. Colomb.Reumatol. N°16; 315-317 Bogotá 2009 Ago. 2019
12. Samper Muarrak Hideliza y Perez Muarrak Dianells et al. (2014). Encondroma óseo. Presentación de un caso. MEDICIEGO; N° 20 Revista médica de hospital general universitario Ciego de Avila. Venezuela Ago 2019
13. Sepulveda Miguel. (2003). Tumores formadores de cartilago: Clinica. Este texto completo es la transcripción editada y revisada de una conferencia dictada en el curso Lesiones Tumorales y Pseudotumorales del Sistema Musculoesquelético, en Santiago Departamento de Ortopedia y Traumatología de la Universidad de Chile del 12 al 16 de mayo de 2003. Recupeerado de Medwave; 3 (10) 3289 Ago 2019
14. Yao F. Wang Y y Liao S. Wang L. (2010). The EXT2 gene mutation in a family with hereditary multiple exostoses. Zhonghua Xue Yi Chuan Xue N° 27; 92-5 Ago 2019
15. Zhao WQ, Song SJ, Wei Q, Qiao J. (2009). A new EXT2 mutation in a Chinese family with hereditary multiple exostoses. Zhonghua Yi Xue Chuan Xue Za Zhi N° 26: 24-4 Ago 2019
16. Brgham Health Brigham and Womens Hospital Última revisión: 8/1/2016. 2000-2019 The StayWell Company, LLC. 800 Township Line Road, Yardley, PA 19067. Todos los derechos reservados.

DISPLASIA FIBROSA COSTAL

La displasia fibrosa, es cuando el hueso normal es reemplazado por tejido fibroso.

Es responsable por aproximadamente 30% de los tumores benignos de la pared torácica.
Generalmente, se presenta entre los 30 o 40 años como masa asintomática, en cara lateral o posterior de la costilla. Es de crecimiento lento y ocasionalmente se queja dolor, o cursa con fracturas patológicas, cuando el tumor crece ejerce presión sobre los tejidos que lo rodean.

En la Rx, aparece como una lesión lítica en la cara posterior de la costilla con apariencia de burbuja de jabón o vidrio esmerilado.

El síndrome es Albright cuando son lesiones numerosas y el paciente tiene pubertad precoz e hiperpigmentación.

El tratamiento de la displasia fibrosa, es la excèresis e histopatologia, para confirmar el diagnóstico.

Quiste óseo aneurismático en costillas

El quiste óseo aneurismático se presenta como una red de múltiples quistes conteniendo sangre, cubiertos por fibroblastos y células gigantes multinucleadas del tipo osteoclástico.

La mayoría ocurre en pacientes menores de 30 años de edad y, cuando se localizan en tórax mas frecuente en elementos posteriores de la columna, crecen rápidamente, destruyendo hueso e invade tejidos adyacentes. Son muy raros en Costillas y pueden presentarse casualmente por dolor provocado por algún golpe accidental.

En nuestro paciente de 20 años futbolista, recibió un golpe en el partido y se quejaba de dolor muy intenso. Despues de hacer la Rx, la TAC y la Gammagrafia se evidenció que se trataba de Quiste óseo en 6ª costilla izquierda, el tratamiento excéresis del quiste (Fig. Nº 8).

La Rx, muestra lesión de rarefacción ósea.

La RMN muestra típicamente una masa lobulada o septada con un anillo delgado y bien definido con señal de baja intensidad.

La TAC evidencia imagen quística en la costilla afectada (6ª costilla izquierda en nuestro caso).

La gammagrafia evidencia igualmente y confirma la lesión quística en la 6ª costilla izquierda

El tratamiento es la resección ósea amplia,

Lasobrevida a largo plazo es limitada.

Fig. Nº 8

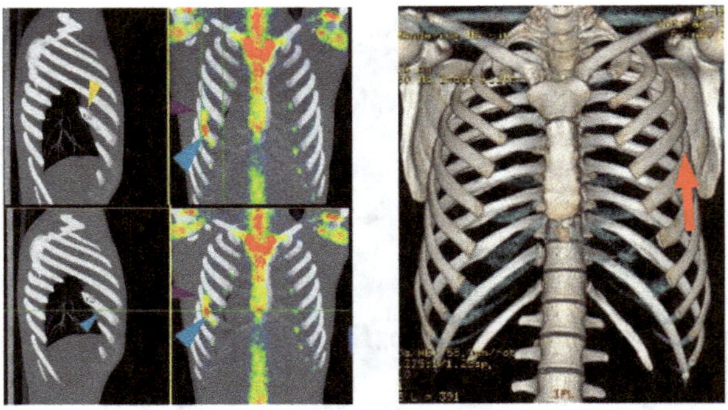

Tomografía y Gammagrafía de costillas, de paciente portador de Quiste óseo en 6ª costilla izquierda, señalada por las flechas.
(Producciòn propia)

Histiocitosis de células de Langerhans

La histiocitosis de células de Langerhans, también conocida como granuloma eosinófilo, es responsable por el 10% al 20% de los tumores costales benignos. Es un proceso inflamatorio infiltrativo difuso que puede afectar a numerosos órganos, incluyendo los huesos de la pared del tórax. Los hombres son 5 veces más afectados que las mujeres. Los pacientes típicamente presentan dolor en la pared torácica y ocasionalmente fiebre y malestar general.

La Rx muestra destrucción irregular de la corteza y formación de nuevo hueso subperióstico. Debe hacerse diagnóstico diferencial con osteomielitis o enfermedad maligna.

El tratamiento es la biopsia excisional para la lesión solitaria y la terapia radiante para las lesiones múltiples.

Tumor raro que en nuestra casuistica no atendimos ninguno.

Lipoma

El lipoma corresponde al grupo de tumores mesenquimatosos benignos, compuestos por grasa madura. Pueden ser únicos o múltiples, superficiales o profundos, pequeños o gigantes que pesan hasta 1Kg, o miden hasta 10 cm de diámetro (11,12,13,14, 15).

Tuvimos pacientes que operamos, con lipomas de hombro, dorsales, axilares y de pectoral izquierdo, con esas dimensiones.

De los 641 casos de tumores de pared, 252 (el 39%) fueron lipomas y de ellos el (9%), 22 pacientes con Lipoma gigante.

El lipoma profundo puede estar en el celular subcutáneo, intra muscular sub muscular (Fig.:9) o intratorácico, o pleural, no atendimos ninguno (15,16,17,18,19), estan más circunscritos que lipomas superficiales y sus contornos suelen estar determinados por los espacios que ocupan sin infiltrar estructuras vecinas.

Casi todos los lipomas intratoràcicos torácicos se originan en el mediastino (17) o en la pared torácica y solo raras veces en el interior de los pulmones.

El diagnòstico clínico de un lipoma es muy común, en pared toràcica, localizadas en celular sub cutáneo, los mas frecuentes y menos intra muscular, intra pectoral (Fig.Nº10), o intra lumbar.

La resección en bloque de estos tumores siempre que sea posible, es la única opción terapéutica. Una vez resecados, recurrencias locales de lipomas no es muy frecuente.

Es muy importante diferenciar un lipoma del liposarcoma, cuyo tratamiento puede ser retador en muchos casos, especialmente si este es de bajo grado de malignidad (24,25).

Los lipomas benignos están compuestos por adipocitos maduros sin actividad mitótica, mientras que los liposarcomas tienen células mitóticas de varios tamaños, con núcleos hipercromáticos y citoplasma eosinófilo.

Los liposarcomas suelen también tener gran número de mitosis, asociado con histiocitos multinucleados y la necrosis grasa puede ser detectada, lo presentamos el caso completo líneas abajo.

Fig.: Nª 9

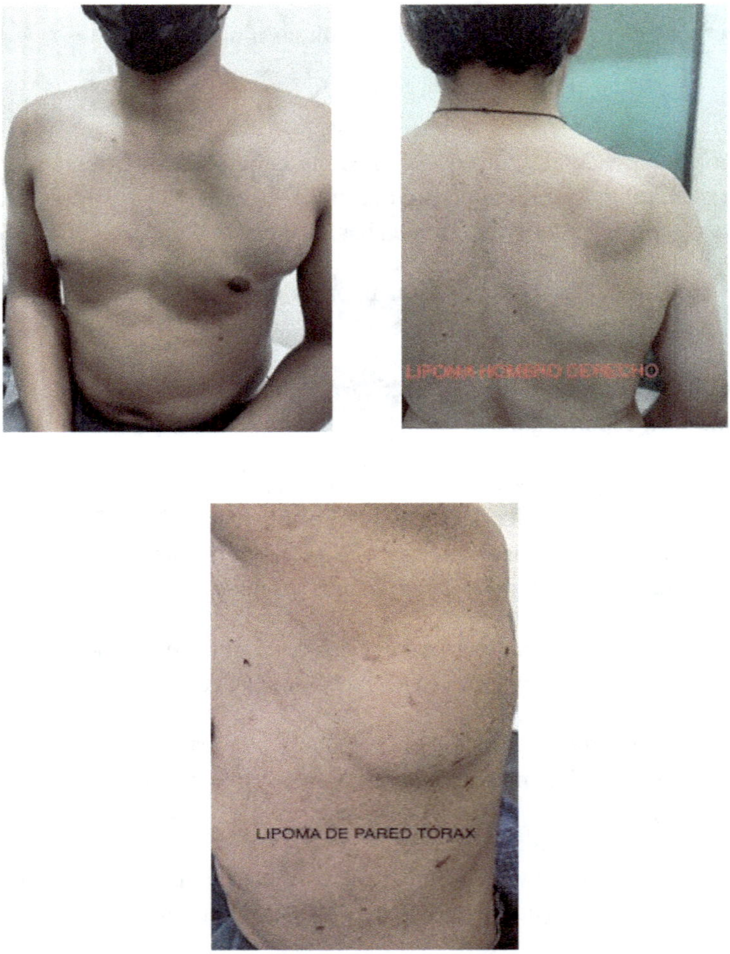

Fig: Nº 10

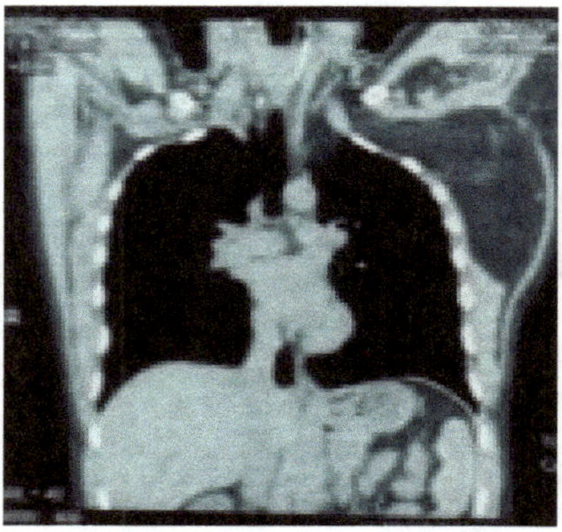

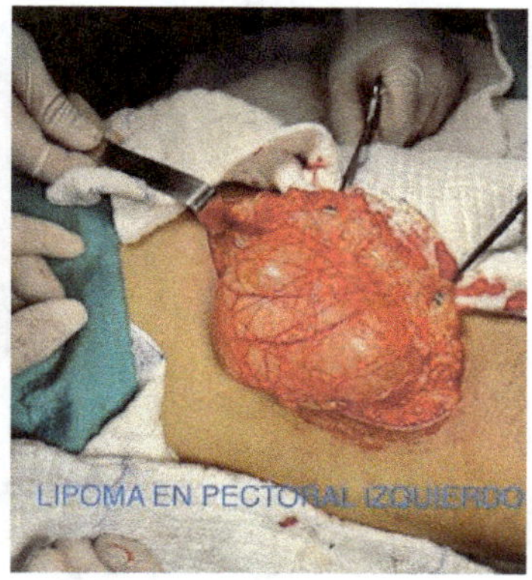

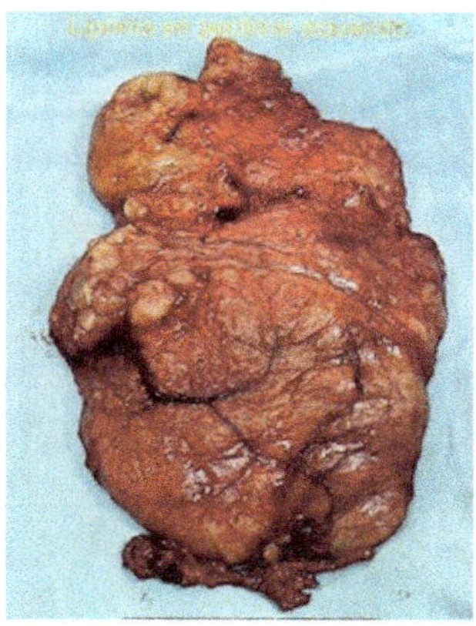

Son 7 fotografías, en las Fig.: 9 y 10, son de Lipoma intra muscular en pectoral izquierdo, completamente extirpado. Tuvimos la confusión inicial porque en la anamnesis el paciente refirió trauma torácico por ejercicio forzado (levantamiento de pesas), y por ello pensamos en Hematoma por desgarro de pectoral izquierdo. Pero la TAC ayudo al diagnóstico y tratamiento final. Midió 14x12 cm. También de lipoma escapular y axilar derecho
(Producción propia)

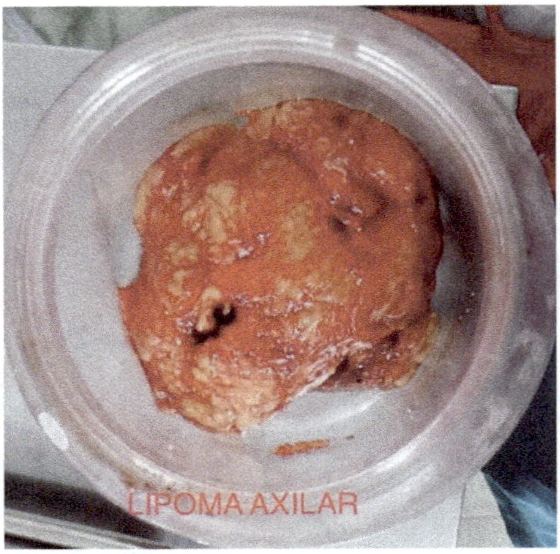
LIPOMA AXILAR

LIPOSARCOMA DE PARED TORAXICA

CASO CLINICO. Artículo que estaba listo para ser publicado, pero no se publicó en ninguna Revista por lo que lo incluimos íntegramente

Autores:

Cesar Augusto Angulo Camacho (+)

Augusto David Angulo Ferrufino (++)

Cesar Enrique Angulo Ferrufino (+++)

Institución:

Hospital Obrero No 2 Caja Nacional de Salud

RESUMEN

Se trata de paciente masculino, 83 años de edad, que fue sometido a Cirugía un año atrás por tumoración en tórax, con diagnóstico histopatológico de histiocitoma, luego de aproximadamente nueve meses de post operatorio, percibe que nuevamente vuelve a crecer y aumentar progresivamente de tamaño la lesión. Al examen físico se observó tumoración, de 10 por 6 cm de diámetro aproximado. Sometido a Cirugía resección de tumor, la histopatología informó como Liposarcoma. El postoperatorio, con evolución favorable, sin recidiva de tumor, hasta el octavo mes de control.

Presentamos el caso, por ser raro y el primero diagnosticado en nuestro hospital.

Se revisa la literatura referente a tumores primarios de pared torácica y analizamos la experiencia con casos similares diagnosticados en el Hospital, se discute posibilidades terapéuticas quirúrgicas y diversas maneras de afrontar la reparación de pared costal después de la resección amplia de tumores.

ABSTRACT

It is a male patient, 83 years old, who underwent Surgery a year ago by tumor in thorax with histopathological diagnosis of histiocytoma, after approximately nine months of postoperative, he perceives that again grows and gradually increase lesion size. Physical examination was observed a tumor of 10 by 6 cm of diameter approximately. Underwent tumor Resection Surgery, histopathology reported as Liposarcoma. Postoperatively, with favorable evolution without tumor recurrence, until the eighth month of control.

We report the case to be rare and the first diagnosed in our hospital.

The literature on primary chest wall tumors is reviewed and analyzed the experience with similar cases diagnosed in the hospital, surgical and different ways of dealing with the repair of chest wall after wide resection of tumor therapeutic possibilities are discussed.

Palabras Claves:

Liposarcoma, tumores de pared, resección costal, plastia con Marlex

(+) Cirujano de Tórax de Hospital Obrero # 2 C.N.S.

(++) Cirujano general

(+++) Médico cirujano

INTRODUCCION

Esta revisión cubrirá aquellas lesiones primarias y secundarias que afectan pared costal osteocartilaginosa y de partes blandas

Los tumores óseos primarios representan el 5-10% de todas las neoplasias óseas y se originan en cualquiera de los elementos nativos de hueso (células medulares, componentes vasculares, nerviosos, etc.).

Las neoplasias en pared torácica son raras, tumores de pared torácica, término genérico que incluye neoplasias primarias y secundarias malignas y benignas de esqueleto óseo preferentemente; metástasis, neoplasias que invaden pared desde pulmón, pleura, mediastino, músculos y glándulas mamarias, se manifiestan con lesiones osteolíticas de costillas, además de condiciones benignas no neoplásicas. En ocasiones las lesiones pueden ser osteoblásticas o mixtas.

La invasión directa de costillas por neoplasias de pulmón o mama se consideran de mal pronóstico.

Los tumores de tejido adiposo al igual que el resto de tumores pueden ser primarias o secundarias, benignos o malignos. Los lipomas, tumores benignos más frecuentes y estos según sus características morfo histológicas específicas se clasifican en: lipoma convencional, fibrolipoma, angiolipoma, lipoma de células fusiformes, mielolipoma, lipoma pleomorfo.

Suelen presentarse en tejidos blandos profundos de regiones proximales a extremidades y retroperitoneal, siendo voluminosos, alcanzando gran tamaño (1).

Histológicamente, los liposarcomas pueden ser: bien diferenciados, mixoides, de células redondas, y pleomorfos. El Liposarcoma bien diferenciado, las células se reconocen con facilidad como adipocitos y el tumor puede confundirse con un lipoma. En las demás variedades, las células se denominan lipoblastos, y estas pueden simular células en su origen fetal. La variante mixoide, la más frecuente, compuesta por fondo mixoide en el que aparecen células mesenquimatosas de forma estrellada y algunos lipoblastos diseminados, además muestran gran vascularización (cuadro N°1)

Los bien diferenciados y mixoides son menos agresivos, mientras que las variantes de células redondas y pleomórficas suelen ser muy agresivos y conllevan pronóstico desfavorable.

Las manifestaciones clínicas son dolor, de intensidad y tipo variables, según tamaño y localización, masa palpable, analizar su consistencia, tamaño, si desplaza debajo la piel o sobre músculos y costillas. Sugieren malignidad las lesiones de crecimiento rápido, o reciente, que están fijas a piel, músculos, o que acompañan síntomas generales, también pueden presentar astenia y atrofia muscular de extremidades superiores por compresión tumoral sobre el plexo braquial.

Pacientes con neoplasias malignas, típicamente son de mayor edad que aquellos con tumores benignos (60 versus 35 años) y los tumores son más grandes (9 versus 5 cm).

Paciente con dolor o masa en pared torácica, antecedente de traumatismo en esa área sugieren lesión no neoplásica (2,3,4), sin embargo, algunos pacientes pueden atribuir masa dolorosa a una injuria reciente, cuando efectivamente es neoplásica. Antecedente de otra enfermedad maligna, puede ayudar a definir la etiología, lesión palpable, forma de crecimiento y tiempo, deben averiguarse. El examen físico puede no revelar masa, debería incluir inspección y palpación de posibles adenomegalias.

En ocasiones se descubre por alguna anormalidad en radiografía de tórax.

Pruebas defunción pulmonar, pueden demostrar síndrome restrictivo, si existiese compromiso o invasión pulmonar, la magnitud de este compromiso determinará la posibilidad o no de llevar a cabo resección de pared costal.

Luego de anamnesis rigurosa y examen físico minucioso, que determine o no presencia de masa, la radiografía de tórax frecuentemente es el primer examen complementario usado, para apoyo diagnóstico de tumores de pared torácica, puede caracterizar la masa o demostrar metástasis pulmonares. Adicionalmente, algunos tumores son hallados incidentalmente en Rx de tórax, evidenciará lesiones osteolíticas, osteoblásticas o mixtas. Aunque inadecuada como modalidad única de diagnóstico por imágenes, en la era actual de técnicas avanzadas, la Radiografía de tórax, brinda información útil sobre el tumor; tamaño, localización, calcificación, osificación o lisis y compromiso pulmonar, pueden ser verificados (8,9).

La tomografía computada (TC) es más sensible, para visualizar calcificación y destrucción cortical (Fig. 1). Brinda información excelente sobre tamaño, localización, compromiso óseo e infiltración local del tumor, adicionalmente, metástasis pulmonares, si están presentes, pueden visualizarse, la vascularización del tumor puede ser también investigada cuando se emplea contraste endovenoso. La TAC (10,12) es también vital para la planificación operatoria y para monitorear la respuesta a quimioterapia o radiación.

Con la aparición y el desarrollo de la tomografía con emisión de positrones (TEP), ha revolucionado el diagnóstico por imágenes (10,11,12), pues este examen permite diagnosticar y planificar la mejor terapéutica para los pacientes.

Fig. Nº 1

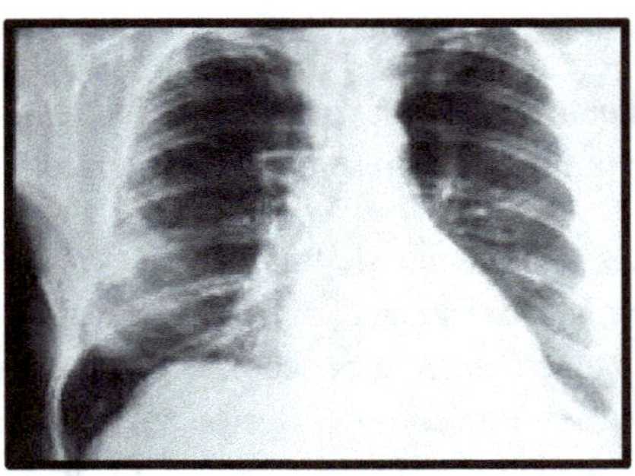

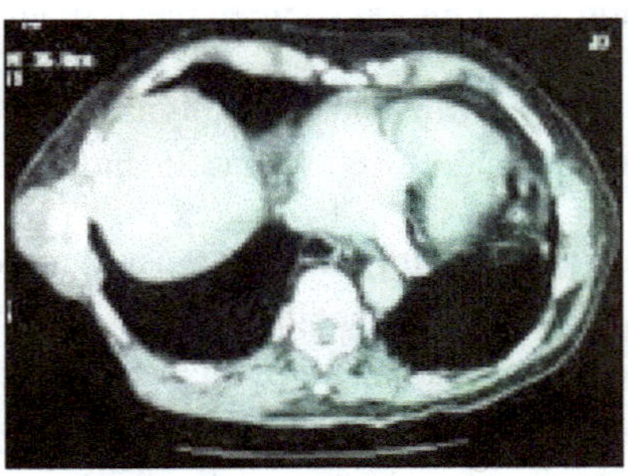

La Radiografía y TC de Tórax, muestran la masa tumoral de pared, que compromete hasta la pleura parietal, por lo que la resección compromete a dos costillas y segmento de pulmón de lóbulo inferior derecho
(Producción propia)

La biopsia, método que permite decidir conducta, en lesiones sospechosas, preferible extirpación, ya que la biopsia incisional o por aguja puede originar siembras en el trayecto y no siempre permiten determinar con certeza si la lesión es maligna.

Debe hacerse diagnóstico diferencial, con raras infecciones pulmonares que invaden pared torácica como actinomicosis y nocardiosis, con condritis tuberculosa y el síndrome de Tietze.

Los tumores de costillas y esternón deben considerarse malignos y ser tratados mediante resección amplia, hasta demostrar lo contrario.

Otros exámenes que pueden ayudar son los estudios isotópicos (13,14).

Para el tratamiento, la cirugía es lo más indicado, en especial en tumores primarios, siendo la resección amplia, cuando necesario incluir esternón, unión condrocostal, costillas, pleura y pulmón subyacente.

La reconstrucción de pared torácica, debe ser inmediata, para permitir la estabilidad y evitar herniación pulmonar o respiración paradójica, en resección pequeña la inestabilidad es inexistente o menor y puede tolerarse sin que se presente respiración paradójica.

La resección agresiva es potencialmente curativa, dejar margen de 4 cm de tejido normal en todos los sentidos (denominado margen de seguridad).

Para reconstrucción de pared torácica, podrá ser necesario recurrir a colgajos (15,16,22,23,24), autoinjertos de costillas, soportes de acero, malla de Marlex (Fig. N° 2,3), solas o unidas a prótesis de metilmetacrilato, utilización de otros materiales rígidos e inertes que cumplan función similar.

Excluyendo la familia de tumores de Ewing, plasmocitoma solitario y linfoma, la base para el tratamiento de la mayoría de tumores de pared torácica es resección amplia, especialmente para tumores inicialmente diagnosticados mediante biopsia escisional, el tratamiento es resección amplia con márgenes de tejido normal de 4 cm alrededor, para tumores que comprometen costillas, la resección incluye parte de costilla superior e inferior, del tumor, si la malignidad es de alto grado, basado en patología obtenida con biopsia escisional, y el tumor compromete el hueso, debe ser resecado todo el hueso. Si el tumor involucra el esternón o el manubrio, todo el hueso debe ser resecado con arcos costales, bilateralmente. Adicionalmente, si cualquier estructura está adherida al hueso, como el pericardio o pulmón, también debe ser resecada. Otras modalidades de tratamiento coadyuvante pueden o no ser de utilidad, dependiendo de las características del tumor y son discutibles.

REPORTE DE CASO

En febrero de 2013, acude al Servicio de Cirugía General del Hospital Obrero # 2 de la C.N.S, paciente de sexo masculino de 83 años, con masa de +- seis meses de evolución en hemitórax derecho, se diagnosticó como fibrohistiocitoma, y sometido a cirugía el 1º de Mayo del 2013 realizando aparentemente extirpación completa del tumor y enviado a patología que, en fecha 20 de mayo del 2013 reporta Fibrohistiosarcoma en hemitórax derecho.

El paciente dado de alta del servicio de cirugía al 39 día postoperatorio vuelve a consultar por masa en hemitórax derecho, y transferido al servicio de cirugía de tórax con diagnostico de **Fibrohistiosarcoma** recidivante en hemitórax derecho. Al examen se evidencia masa dura, de mas o menos 10 por 6 cm de diámetro, adherido a planos profundos, no dolorosa a la palpación (Fig.Nº 2).

Exámenes de laboratorio: hemograma completo, urea, creatinina, glicemia, TP, INR, pruebas de función Hepática se encuentran dentro de parámetros normales, Serología para Chagas, VIH, Hepatitis A, B y C negativa.

RX PA de Tórax reporta probable metástasis pleural derecha, datos de hipertensión arterial pulmonar y ateromatosis de aorta. Se complementa con TAC Toracoabdominal, la cual informa masa pleural con extensión a músculos de pared torácica que puede corresponder a recidiva tumoral conocida. Formación de nódulos pulmonares y bocio intratorácico. TAC de abdomen reporta imagen nodular en pared torácica. También se solicita electrocardiograma y valoración cardiológica con riesgo quirúrgico de II/IV.

Fig. Nº 2,3

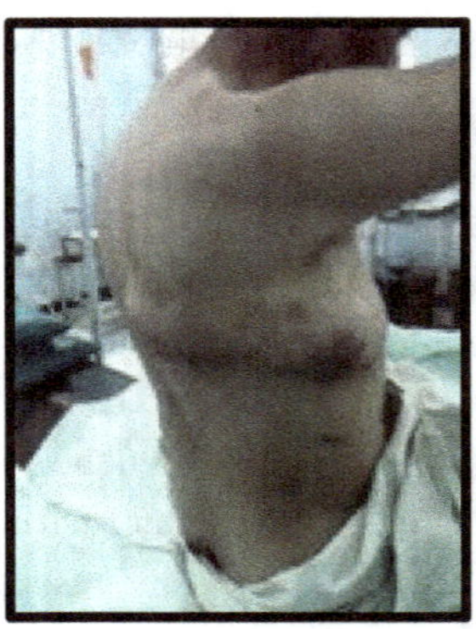

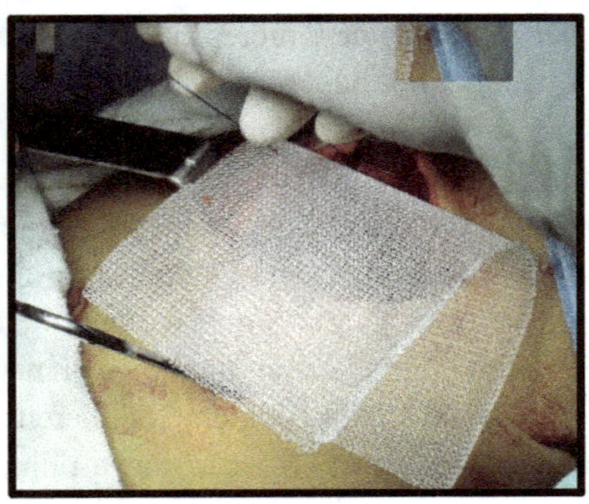

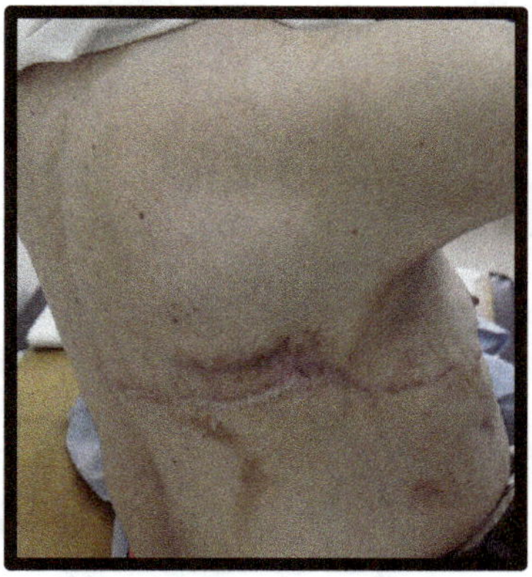

En las fotografías, el paciente con las lesiones que ocupan el tercio medio de hemitórax derecho, la de la izquierda, al centro, mostrando la malla para sustituir las costillas resecadas y a la derecha la herida cicatrizada a los 4 meses (Producción propia 2014)

Con ello es programado para cirugía y se opera en fecha 10 de marzo 2014 con diagnóstico de Fibrohistiosarcoma en hemitórax derecho.

Se realizó excéresis del tumor mas resección parcial de 5a, 6a y 7a Costillas, con colocación de malla de polipropileno en reemplazo de las costillas y drenaje de tórax conectado a sello de agua.

Al 7° día postoperatorio, alta con paciente en buenas condiciones generales, previo retiro de drenaje pleural, sin complicaciones.

El 21 de marzo 2014, el informe histopatológico reporta **Liposarcoma**. Control a 3 meses de la cirugía, la evolución es favorable, asintomático.

DISCUSION

Los sarcomas de partes blandas, por su incidencia, no constituyen problema de salud, ya que representan 2% de neoplasias en personas mayores y 10% en población infantil.

Pueden presentarse en cualquier sitio del cuerpo, pero corresponden a las extremidades inferiores, el 50%, el 35 % al tronco incluido retroperitoneo, el 10 % a cabeza y cuello y el 5 % a otras partes del cuerpo humano.

Generalmente aparecen con un aumento de volumen localizado en las partes blandas, con crecimiento progresivo, que puede acompañarse o no de dolor. Las variantes morfo histológicas más frecuentes en personas mayores, son Liposarcoma, histiocitoma fibroso maligno y fibrosarcoma.

El Liposarcoma, el mas frecuentemente en personas adultas, aparece entre la quinta a séptima década de la vida y se caracteriza por alcanzar grandes tamaños.

En nuestro caso el tumor apareció en la octava década de vida, llegando a alcanzar un gran volumen y con pronóstico desfavorable, lo presentamos porque que es patología poco frecuente en nuestro medio y la localización anatómica en la que se encontraba.

Referencias

1. Sabanathan S, Salama FD, Morgan WE, Harvey JA. Primary chest wall tumors. Ann Thorac Surg 1985; 39:4-15.
2. Leonardi H.K., Neptune W.B.: Surgical Management of Chest Wall Tumors, The American of Surgery 139:569 -573. April, 1980.
3. Ravitch M.M., Steichen F.M.: Atlas of General Thoracic Surgery. W.B. Saunders Company. 1988. 415
4. Lukanich JM, Sugarbaker DJ. Chest wall and pleura. In: Townsend CM, Beauchamp RD, Evers BM, Mattox KL. Sabiston Textbook of Surgery: The Biological Basis of Modern Surgical Practice. 17th ed. Philadelphia, PA: Elsevier Saunders; 2004:1715–1717.
5. Tateishi U, Gladish GW, Kusumoto M, et al. Chest wall tumors: radiologic findings and pathologic correlation: part 1. Benign tumors. Radiographics 2003; 23: 1477-1490.
6. Tateishi U, Gladish GW, Kusumoto M, et al. Chest wall tumors: radiologic findings and pathologic correlation: part 2. Malig-nant tumors. Radiographics, 2003; 23: 1491-1508.
7. Völker T, Denecke T, Steffen I, et al. Positron emission tomog-raphy for staging of pediatric sarcoma patients: results of a pro-spective multicenter trial. J Clin Oncol, 2007; 25: 5435-5441.
8. Tateishi U, Hosono A, Makimoto A, et al. Comparative study of FDG PET/CT and conventional imaging in the staging of rhabdomyosarcoma. Ann Nucl Med, 2009; 23:155-161.
9. Petermann DA, Allenbach G, Schmidt S, et al. Value of positron emission tomography in full-thickness chest wall resections for malignancies. Interact Cardiovasc Thorac Surg 2009; 9:406-410.
10. Schwarzbach MH, Dimitrakopoulou, Strauss A,Willeke F, et al. Clinical value of [18-F]] fluorodeoxyglucose positron emission tomography imaging in soft tissue sarcomas. Ann Surg 2000; 231:380–386.

11.Piperkova E, Mikhaeil M, Mousavi A, et al. Impact of PET and CT in PET/CT studies for staging and evaluating treatment response in bone and soft tissue sarcomas. Clin Nucl Med 2009; 34:146-150.
12.Arivan S.: The Pectoralis Mayor Myocutaneus Flap. Plastic and Reconstructive Surgen. 6391:73-81. January 1979.
13.Grillo H.C., Eschapasse H.: Major Challenges. International Trends in General Thoracic Surgery. W. B. Saunders Company 1987.
14.Arnold PH.G., Parrolero P.C.: Use of Pectoralis Mayor Muscle Flaps to Repair Defects of Anterior Chest Wall. Plastic and Reconstructive Surgery. 63 (2): 205-12. Feb. 1979.
15.Fishman A. P.: pulmonary Diseases and Disorders. McGraw Hill Book Company, pp: 1772-75. 1980
16.Hood L.D. et al: Surgical Diseases of the Pleura and Chest Wall. W.B. Saunders Company. 1986. 269 p.
17.Parrolero P.O, Arnold PH.G. Minn R.: Chest Wall Tumors. J. Thorac. Cardiovas Surg. 90: 367-372, 1985.
18.Robbins P. S. C.: Patología Estructural y Funcional, pp: 1389-1402. Segunda Edición 1984.
19.Faber LP. Chest wall tumors: introduction. Semin Thorac Cardiovasc Surg, 1999; 11:250.
20.Incarbone M, Pastorino U. Surgical treatment of chest wall tumors. World J Surg, 2001; 25:218–230.
21.Hsu PK, Hsu HS, Lee HC, et al. Management of primary chest wall tumors: 14years' clinical experience. J Chin Med Assoc 2006; 69:377–382.
22.Burt M. Primary malignant tumors of the chest wall. The Memorial Sloan-Kettering Cancer Center experience. Chest Surg Clin N Am 1994; 4:137–154.
23.King RM, Pairolero PC, Trastek VF, et al. Primary chest wall tumors: factors affecting survival. Ann Thorac Surg 1986; 41: 597–601.

LIPOMAS DE LOCALIZACIÓN DIFERENTE

Lipoma pleural y Lipoma endobronquial

Nosotros no tuvimos ningún caso de lipoma endobronquial, ni pleural.
Los lipomas pleurales son tumores benignos que se desarrollan a expensas del tejido adiposo y nunca evolucionan hacia un liposarcoma.
Situación pleural es extremadamente rara. Las radiografías de tórax suelen detectarlos y la tomografía computarizada confirma el diagnóstico (20,21).

El lipoma endobronquial es un tumor benigno extremadamente raro, que suele causar síntomas por obstrucción bronquial. No atendimos ningún caso de lipoma endobronquial

En la tomografía computarizada de tórax se presenta como una masa homogénea de densidad grasa que no capta contraste.

El diagnóstico definitivo se realiza con broncoscopia y biopsia del tumor.

El tratamiento de elección es la resección por vía endoscópica (22).

Finalmente podemos refrirnos a que la mayoria casi el 100% de tumores de pared torácica son tratados quirurgicamente, pero ahora hay algunas ofertas de tratamiento sin cirugia.

Quistes

Los quistes epidermoides son pequeñas protuberancias de piel, no cancerosas, intradérmicas. Pueden aparecer en cualquier parte de la piel, pero son más frecuentes en el rostro, el cuello y el tórax.

Crecen lentamente y mayormente, son indoloros, pero necesitan tratamiento quirúrgico (Fig. Nº 2, 11). La mayoría de los quistes epidermoides se forman cuando estas células se desplazan más profundamente dentro de la piel y se multiplican en lugar de desprenderse.

Algunas veces, se forman quistes debido a una irritación o lesión de la piel, o de la parte más superficial de un folículo piloso (quiste cebáceo, o de inclusión). (26, 27, 28, 29)

Los quistes epidermoides tienen el aspecto de quistes de inclusión, pero son diferentes.

Los quistes epidermoides reales son consecuencia del daño a la capa externa de la piel (epidermis).

Los verdaderos quistes sebáceos o de inclusión son menos frecuentes, surgen de las glándulas que segregan materia grasa (cebo) que lubrica el cabello y la piel (glándulas sebáceas).

Algunas variables son, pasado la pubertad, trastornos genéticos poco frecuentes, lesiones en piel, con algunas complicaciones como:

Inflamación. Un quiste epidermoide puede volverse doloroso al tacto y edematizarse, incluso si no está infectado. Un quiste inflamado es difícil de extirpar, por lo que se recomienda posponerla, hasta cintrolar el proceso inflamatorio y o infeccioso.

Ruptura, que conduce, frecuentemente, a sobreinfección tipo forúnculo que requiere un tratamiento rápido y previo a la excèresis.

Infección, pueden infectarse y ser dolorosos (abscesos).

Malignización, en casos muy excepcionales, los quistes epidermoides pueden conducir al cáncer de piel.

Los quistes epidérmicos son muy comunes. Se desconoce su causa. Son protuberancias en las cuales la piel se dobla sobre sí misma. Entonces el quiste se llena se piel muerta debido a su crecimiento.

El tratamiento es la extirpación incluyendo la glándula cebácea o el folículo piloso y se debe extirpar en cualquier parte del cuerpo. La frecuencia de esta patologia es relativamente alta, no asi de los neurofibromas, espiradenomas e histiocitomas, 261 quistes, contra 35 de los otros (Fig. Nº 2 y11).

Fig. N°-11

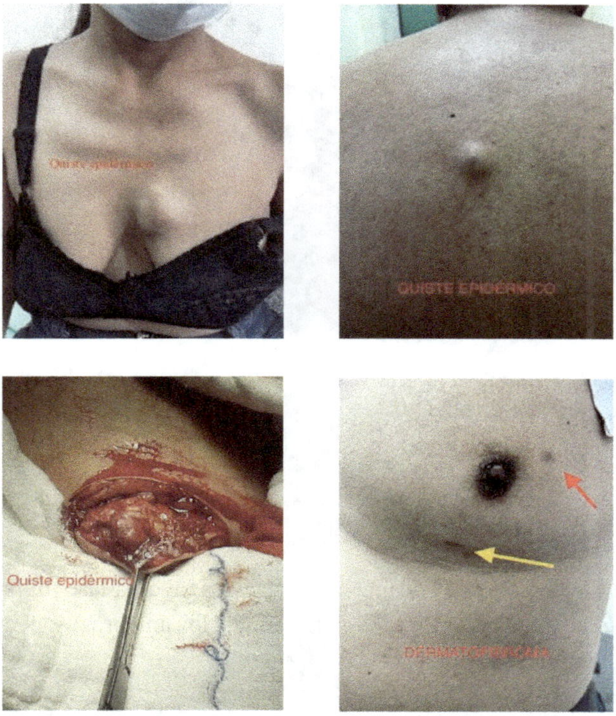

Ya presentadas en la Fig.: 2. Las fotografías muestran los diferente tipos de tumores benignos de piel. Y partes blandas.

(Producciòn propia)

Histiocitoma

Se trata de un tumor de piel derivado de las células de Langerhans (histiocíticas). La mayoría de los histiocitomas cutáneos crecen muy rápidamente y aparecen en la piel como masas elevadas lisas, de color rado a rojizo y frecuentemente ulceradas (Fig.N° 13). La excéresis nquirúrgica es el tratamiento recomendado (33). El procedimiento implica la extirpación del tumor junto con un margen de tejido sano para prevenir la recurrencia.

Fig. Nº 12

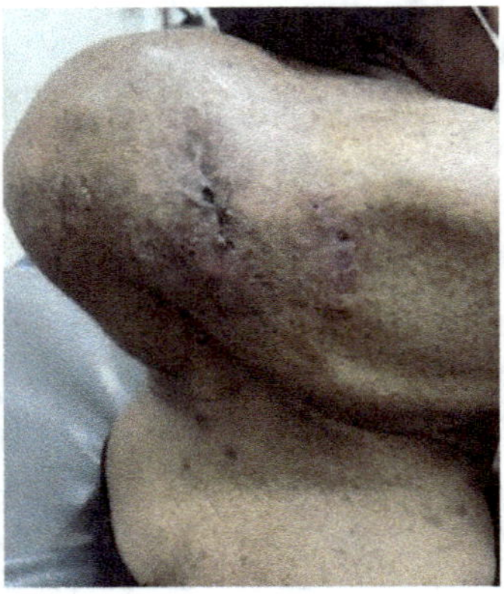

Es la fotografía de la herida de la excéresis de Histiocitoma fibroso de piel de malignidad leve, de 4x3x1,8 cm, para escapular derecha.

(Producción propia)

Queratosis actínica

Es una mácula escamo costrosa de piel expuesta a los rayos solares durante varios años. A menudo aparece en la cara, los labios, las orejas, los antebrazos, el cuero cabelludo, el cuello o el dorso de las manos.

La queratosis actínica es un trastorno no canceroso de la piel pero que en algunas personas puede convertirse en cáncer de las células basales o cáncer de las células escamosas. Aparece en la piel en forma de parches escamosos y ásperos, de color rojo o marrón, generalmente en las áreas que han sido expuestas al sol.

Hemangiomas en tórax

Los hemangiomas son lesiones vasculares, con vasos dilatados y tortuosos de paredes finas, que se presentan como tumores en pared torácica (30,31, 34), sin predilección de lugar ni sexo, que están entre las masas de la pared torácica, benignas y poco comunes, pudiendo incluso confundirse con hematomas y ser tratados como tal pero con aparente recidiva. Típicamente presentan localización sub cutánea, suelen ser lesiones grandes, mal delimitadas y pueden ser destructivas a nivel local.

Para el diaganóstico ademas de la historia clínica muy detallada, es necesario la radiografia de tórax, la tomografia y /o la ecografia.

Atendimos en el periodo indicado un total de 29 (4,5%) de pacientes con lesiones localizadas en diversas partes del tórax, con sintomatologia muy similar, presencia de tumoración de tamaño variable y crecimiento lento en indoloro en la mayoria, blando no desplazable a la palpación, confundiendo en varios casos con hematomas, o quistes de otro origen.

Todos adultos y de edad variable entre 22 y 70 años. (Fig. Nº 13, 14 y 15).

Fig. Nº 13

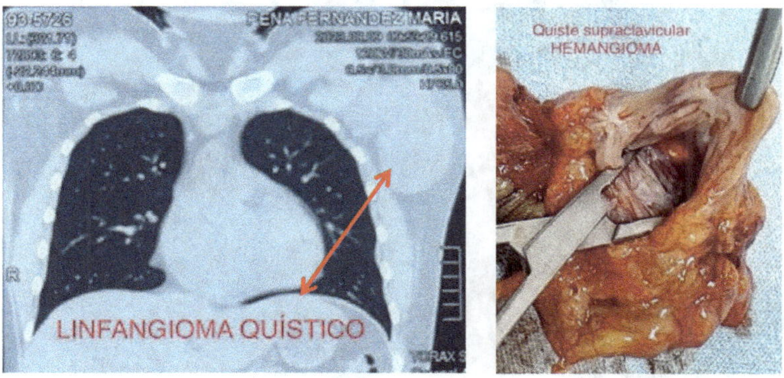

Fig. Nº 14

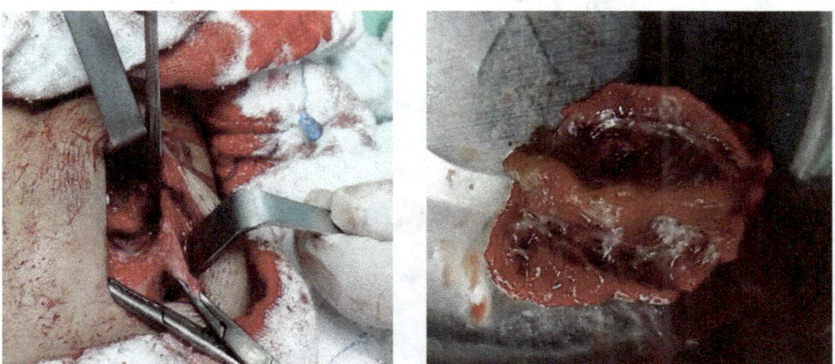

Fig. Nº 15

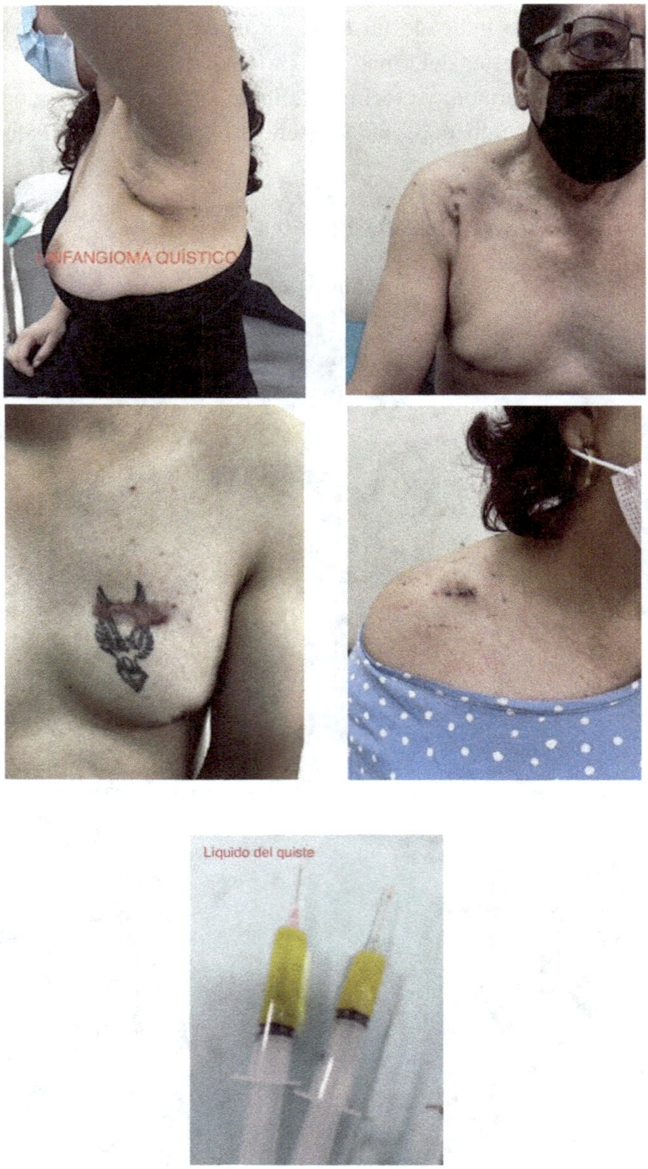

En las figuras (13, 14, 15) debemos observar las fotografías: de la radiografía de tórax que evidencia imagen radiopaca en región axilar izquierda (las flechas), fotos de la extirpación de algunas de las

lesiones, fotos de las cicatrices y los lugares diversos, de ubicación de los tumores vasculares, además de la foto de las jeringas con el contenido.
(Es producción propia)

Referencias

1. Segatore L.Tumor, en Diccionario médico 5ª edición. Editorial Teide S.A. Barcelona 1980, pag.1206-14
2. Templeton D.J., Principios de la biologia del cáncer. en Oncologia clínica Manualde American Cancer Society. Editorial G. Murphy et al. Washington D.C. OPS 1996: pag. 187-201
3. https://www.cancer.gov › espanol › def › pared-toracica
4. Tarroba W.L., Mirada clínica: Una cirugía adentro de un Palacio. El pais. com. Uy. 16 de febrero 2022. Wikipedia. https://www.elpais.com.uy/eme/salud-eme/mirada-clinica-una-cirugia-adentro-de-un-palacio
5. Keith R.L., Tumores de la pared torácica. Manual MSD. Revisado/Modificado dic. 2022
6. Conrado Zuckermann, Nomenclatura y clasificación de los cánceres; https://iris.paho.org › bitstream; Actualización: 7 de abril de 2023
7. Karakousis C.P., Tumor de pared torácica, biopsias con aguja, incisional,escicional, tipos de tumor, en Secretos de la cirugia torácica.Mc Graw Hill Inteamericana Editors S.A. Méjico 2002. Pág. 195-201
8. Telich T.J.E. y col.,Diagnóstico y tratamiento de los tumores malignos de piel. Acta méd. Grupo Ángeles Vol.15 No.2 México abr./jun. 2017.Rev. Scielo
9. Lomas A, et All. A systematic review of worldwide incidence of nonmelanoma skin cancer. Br J Dermatol. 2012; 166 (5): 1069-1080
10. Rojas G.M., González A.L., Tumores pared torácica. Rev. Chil Cir 2004; 56 (2) 182-84
11. Pérez V.J., Tumores de la pared torácica, www.topdoctrs.es/. diccionario médico; 09-2023
12. Herrera R.M.y Miranda Ch.J., Tumores de pared torácica, Acta med. Costarrica; 45 (1) 03: 2003. scielo.sa.cr.
13. Rulff IV P.G., Recostrucción de la pared torácica, en Secretos de la cirugia torácica.Mc Graw Hill Inteamericana Editors S.A. Méjico 2002. Pág.203-205
14. Roriz de Carvalho W. e Toscano E., Tumores da parede torácica. En Cirugía torácica, CBC, año III, Vol. II. Edit. Atheneu Río de Janeiro 1997. Pag. 239-53
15. American Cancer Society, Que es el cáncer de hueso?, Ahttps://www.cancer.org/es. ctualización más reciente: junio, 2021

16. Angulo C. C. A.,y col. ENCONDROMA COSTAL. Orbis Tertius - UPAL, 4(7), 85–90. https://doi.org/10.59748/ot.v4i7.13. (2020).
17. Bandrés C.B, y col., Diagnóstico por imagen Lipoma intratorácico, Med Gen y Fam (digital) 2013;2(4):163-164.
18. Vasallo M. y col. Lipoma gigante cervico –torácico. Abordaje mixto por cervicotomía y toracoscopia.Reporte de un caso, Vol.33 (1) Caracas jun. 2010. Scielo
19. Yeluri SV, et al., Lipoma mediastinal The Internet Journal of Thoracic and Cardiovascular Surgery 2003. Vol 5 (2).Intramed
20. Cintra Brooks, S. T. y col. Lipoma torácico transmural. Presentación de un caso y revisión de la literatura. Revista Información Científica, vol. 85, núm. 3, mayo-junio, 2014, pp. 492-498 Universidad de Ciencias Médicas de Guantánamo Guantánamo, Cuba
21. Alvarez F.N. y col. Lipoma gigante de pared torácica-Giant lipoma of the chest wall,Vol 30, Nº 2/ 2015. Revista Experiencia Médica. Hospital Privado. Universidad de Córdova. http://www.experienciamedicahp.com.ar/
22. Jayle C,et al. Lipoma pleural: ¿una lesión no quirúrgica?. Cirugía torácica cardiovascular Interact. 2012;14 (6): 735-8.
23. Bickle I., Lipoma pleural Imagenologiaf, Última revisión por Ian Bickle el 28 de marzo de 2023. Primera publicación, 23 de febrero de 2013, Jan Frank Gerstenmaier. https://radiopaedia.org/articles/21878
24. Triviñoa A. y Col.,Lipoma endobronquial: una causa rara de oclusión bronquial. Vol.49: 11, Arch bronconeumol, 494-496 (noviembre de 2013)
25. Tani Salud, https://www.tanisalud.com. Como quitar un Lipoma sin cirugia?. 20 de mayo 2022.
26. López P.M., Fibrolipoma gigante de la espalda, http://scielo.sld.cu › scielo Scielo Cuba, 2011
27. Tamayo C.A.M., Tratamiento quirúrgico de fibrolipoma gigante en espalda, http://scielo.sld.cu › scielo, 2022.
28. Narváez R.R. y Col.,Quiste epidermoide. Reporte de tres casos y revisión de la literatura. Rev Mex Cir Bucal Maxilofac 2021; 17 (3), medigraphic.com
29. middlesexhealth.org. Quistes epidermoides, https://middlesexhealth.org › abril 2023
30. Aaron D.M., Qistes cutáneos. Manual MSD. Revisado/Modificado sep. 2023
31. Diaz F.J.M.y Col., Tratamiento quirúrgico de pacientes con quistes de inclusión epidérmica. MEDISAN Vol.18 No.6 Santiago de Cuba jun. 2014. Rev. Scielo
32. Recuerda A.S, y Col., Experiencia de 25 años en tumores vasculares de la pared torácica, Arch Bronconeumol, Vol.41.Nª1. Pág.53-56 (Febrero 2005)

33. Alexiou C,et All., Angiosarcomas primarios de la pared torácica y pleura.Eur J. Cardiothorac Surg, 14 (1998), Pág. 523-526
34. Arrabal R., y Col.,Tumores primitivos de pared torácica (1991-1994). Arch Bronconeumol, 32 (1996), Pág. 384-387
35. Rev. Chilena de Cirugía. Vol 56 -Nº 2, abril 2004; pags. 182 - 184
36. https://www.mayoclinic.org/es/diseases-conditions/skin-cancer/symptoms-causes/syc-20377605
37. http://scielo.isciii.es › scielo, Osteomas cráneo-faciales: presentación de 3 casos y revisión 6oct 2006
38. Bandrés C.B, y col., Diagnóstico por imagen Lipoma intratorácico, Med Gen y Fam (digital) 2013;2(4):163-164.
39. Vasallo M. y col. Lipoma gigante cervico –torácico. Abordaje mixto por cervicotomía y toracoscopia. Reporte de un caso, RFM v.33 n.1 Caracas jun. 2010. Scielo
40. Yeluri SV, et al., Lipoma mediastinal The Internet Journal of Thoracic and Cardiovascular Surgery 2003. Vol 5 (2).Intramed
41. McGraw Hill Medical, Quistes epiteliales - AccessMedicina - McGraw Hill Medical. https://accessmedicina.mhmedical.com.
42. https://www.quironsalud.es/valencia/es/cartera-servicios/oncologia/tumores toracicos Los tumores de pared,Osteocondroma
43. https://medlineplus.gov/spanish/acercade/tumores de pared.
44. Arellano P, Peralta M., Síndrome de ocupación pleural. En Manual de cirugía UNANDES: Pag.103-113; 2004
45. Peña y Lillo, Tumores de pared torácica; Cuad. - Hosp. Clín. vol.60 no.2 La Paz 2019
46. Shah A.A., et all, Tórax, Jam Coll Surg: 2010: 210(3); 360-366
47. Pertus M.M., y col., Tumores de pared torácica; https://intorax.com/wp-content/uploads /2021 03/ TUMORES-DE-PARED-TORACICA.pdf
48. https://mutuaterrassa.com › blogs › tumores-toracicos

Tumores de Mediastino

El Mediastino es un espacio ubicado, detrás del esternón, delante de la columna dorsal, abarcando en la parte superior hasta las clavículas y en la parte inferior el diafragma y separados por la pleura denominada mediastinal.
En su interior contiene diversos órganos y muy valiosos para el mantenimiento de la vida.
revisando en las figuras 16 y 17 evidenciamos la presencia de: Corazón, Grandes vasos, Pleura, esófago, Tráquea y Ganglios linfáticos.
En este espacio y/o a partir de cualquiera de los órganos contenidos, se pueden desarrollar los tumores**, Primarios (benignos, malignos) y Secundarios.**
Entre ellos y de acuerdo a la clasificación internacional (reflejado en Fig.: N° 16, 17), se divide en Anterior, Medio y Posterior.

Para llegar al diagnóstico precisamos de las manifestaciones clínicas y los exámenes de apoyo:

Semiología

La mayoría cursan asintomáticos hasta que producen compresión o desplazamiento de estructuras mediastínicas, en ese momento dependerá del órgano comprimido. Algunos tumores producen síndromes para neoplásicos (cerca del 50% de los timomas cursan con miastenia gravis).

El **cuadro clínico** esta en relación a la localización de la lesión y el o los órganos afectados, así en mediastino anterior, los órganos afectados podrían ser la vena cava superior (síndrome de vena cava superior) cefalea holocraneana, disnea progresiva, hiperemia conjuntival, edema facial y de extremidades superiores, circulación colateral en tórax, compresión de nervio recurrente, disfonía, del Frénico, hipo, elevación de diafragma, o parálisis de diafragma.

Al examen físico evidenciamos, hiperemia conjuntival, edema facial y de extremidades superiores (edema en esclavina), edema bipalpebral, ingurgitación yugular y circulación colateral en tórax (Fig.:Nª18).

En mediastino medio son casi asintomáticos, solo cuando el tumor ha crecido demasiado se quejan de dolor tipo opresivo retro esternal o dorso lumbar. En mediastino medio la mayoría de tumores son de contenido quístico, y asintomáticos, siendo de hallazgo casual.

En mediastino posterior, por la afectación a esófago o columna dorsal, pueden quejarse de disfagia lógica, dolor tipo compresivo dorso lumbar.

Fig.: 16

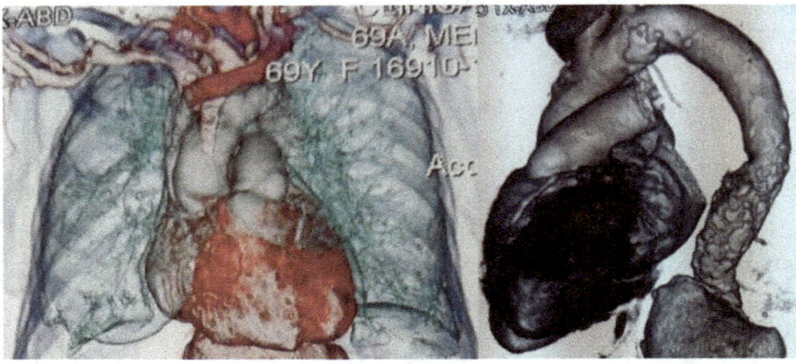

Las fotografías corresponden a imágenes de Tomografías (angiotomografías) de tórax y abdomen, de lo que aprovechamos para ejemplificar, lo que es y el contenido del Mediastino, todo lo que esta al medio del tórax, en la foto de la izquierda y la división en Anterior, Medio y Posterior en la foto de la derecha.

(Producción propia)

Fig.: 17

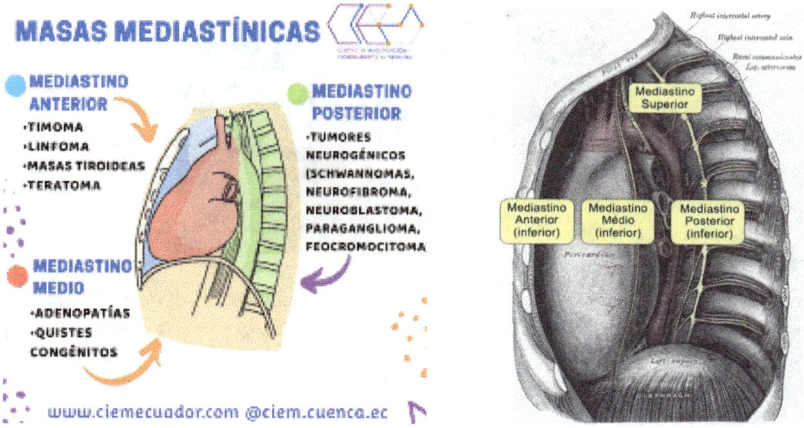

Aprovechamos las imágenes publicadas en noviembre de 2020, del Centro de Investigación y Entrenamiento en Medicina de la ciudad de Cuenca en el país de Ecuador. Y la de Dr. Laureano Molins López Rodó, cirujano de tórax y profesor renombrado de la ciudad de Barcelona en España, en octubre 2015 (35,36), para explicar y recordar que el mediastino es un espacio ubicado entre las dos pleuras derecha e izquierda, delimitada en la parte superior por las clavículas (el hueco supra clavicular) y en la parte inferior por el diafragma.

Fig.: 18

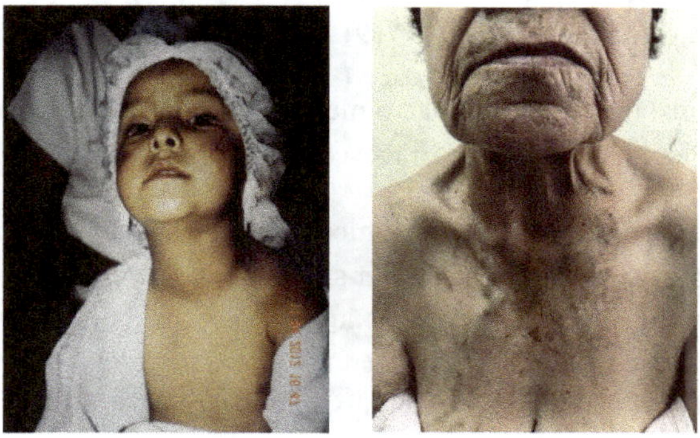

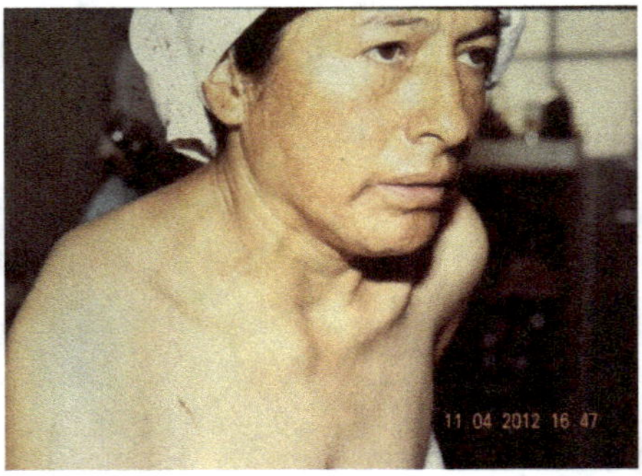

Observando las fotos vemos los signos (semiología) descritos, de edema facial, hiperemia conjuntival, ingurgitación yugular y circulación colateral en tórax. Signos de obstrucción de Vena Cava Superior

(Producción propia)

Exámenes complementarios

Será necesario para completar el diagnóstico semiológico, anatómico y llegar al etiológico, los exámenes complementarios, como iremos describiéndolos en cada región afectada.

Para complementar a la semiología pueden utilizarse los exámenes complementarios, como ser Radiografía o Esofagografia o Tomografía de tórax, Ecocardiografía, Resonancia Magnética, y angiotomografias (para diagnóstico diferencial de **Aneurisma de Aorta**) para identificar y localizar exactamente el tumor y su compromiso con otros órganos (Fig.Nº19).

Biopsia de Daniels, mediastinoscopia, o mediastinotomia anterior, biopsia percutánea, del tumor o de pleura, o por Videotoracoscopía (Fig.: Nº120

Casi la mitad de los tumores mediastínicos son un hallazgo casual al realizar una radiografía simple de tórax, por cualquier situación. Una vez conocida la existencia de una masa mediastínica, la tomografía axial computarizada (TAC) es el examen más útil para el diagnóstico y diagnóstico diferencial, nos permite diferenciar masas sólidas de quistes, nos informa de la localización y relación con estructuras mediastínicas, así como su composición (líquido, grasa, tumor) y además, diferencia masas de malformaciones vasculares o aneurisma de aorta (Fig. Nº 19 - 20).

Una vez excluida una lesión vascular, se debe realizar otra técnica para obtener material para estudio cito histológico. La punción aspiración con aguja fina (PAAF) generalmente guiada con TAC o ecografía permite obtener el diagnóstico cito histológico en la mayoría de los casos.

Puede que para la tipificación de los linfomas sea necesaria una biopsia quirúrgica, por Videotoracoscopía. Rara vez debe ser necesario llegar a la toracotomía diagnóstica.

En cualquier caso, toda masa mediastínica –excepto si se sospecha un bocio retro esternal- debe ser diagnosticada mediante punción o biopsia antes de decidir una actitud terapéutica.

Fig.: Nº 19

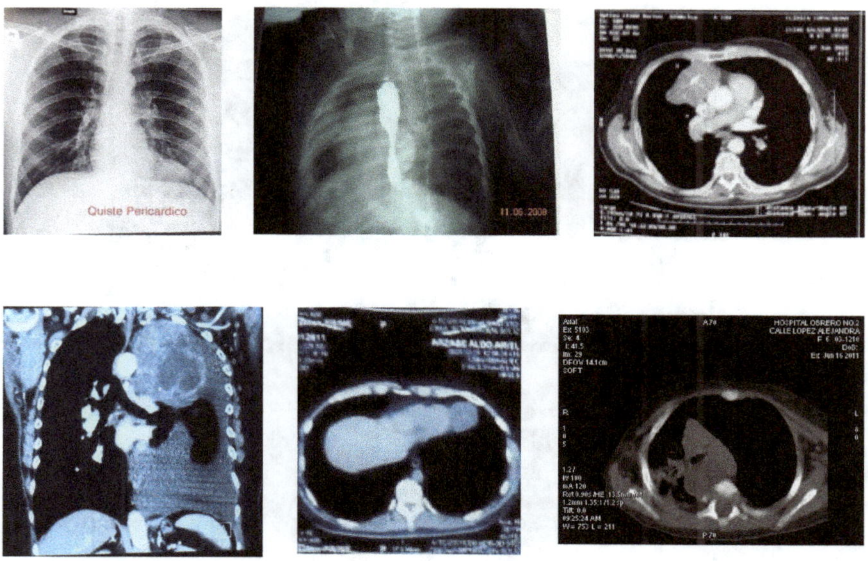

En las Fig.: 19 y 20, son imágenes que vemos de 9 fotos: de Radiografías, de tórax, esofagografía, ecocardiografía, tomografía simple de Tórax, columna, Evidenciando presencia de tumores en Mediastino anterior, medio y posterior.
(Producción propia)

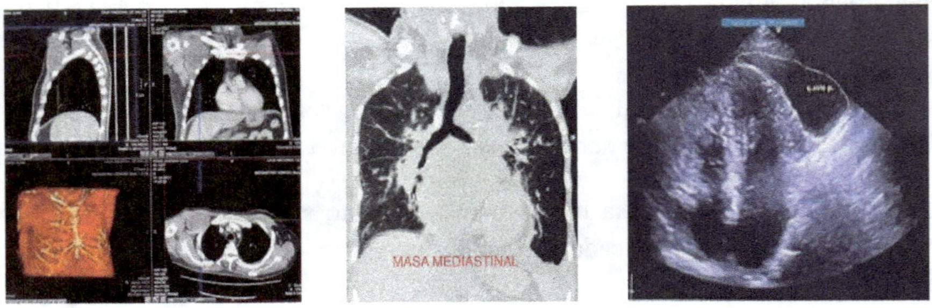

Fig.: Nº 20

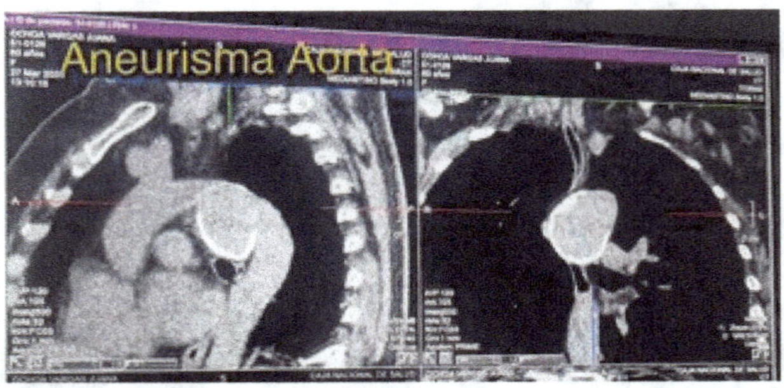

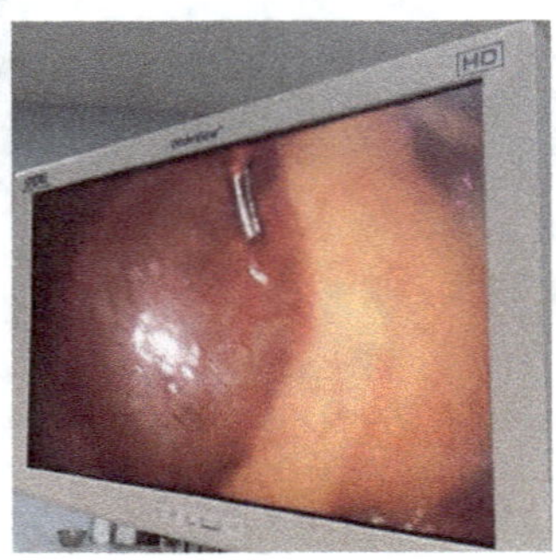

Las fotografías corresponden a TC de Aneurisma de Aorta, para Dx. Diferencial, Video toracoscopía y Toracotomía, tomadas en el acto quirúrgico de excéresis de Quiste broncogénico y neurofibroma. Fig.20, 21

(Producción propia)

Fig.: Nº 21

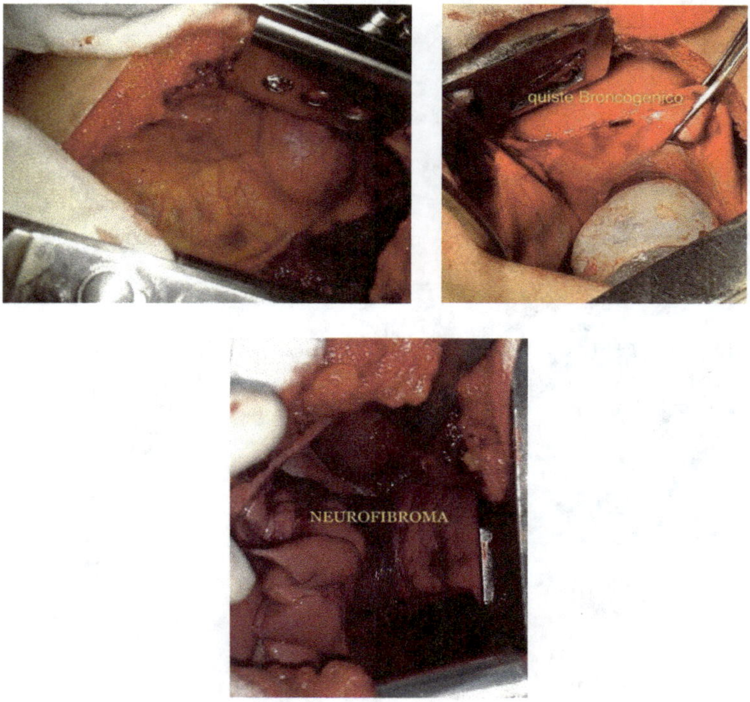

Fig.: Nº 22

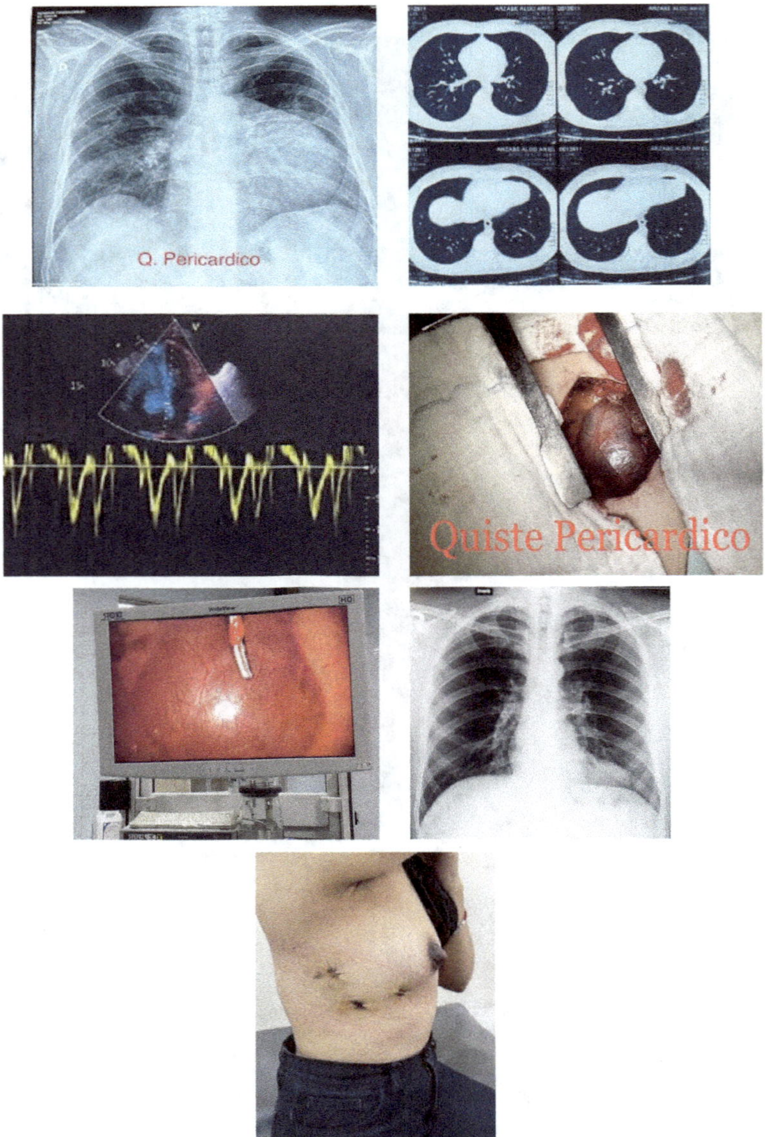

Fig. 22. Las 7 fotos, muestran la Rx, TC, Ecocardiografía, toracotomía y cicatrices de Videotoracoscopia para excéresis de quiste pericárdico y la Radiografiá de control post operatorio de Quiste Pericárdico. Además de la cicatriz de los puertos de ingreso en la Videotoracoscopia

(Producción propia)

El tratamiento

Tenemos atendidos 385 pacientes con tumores mediastínicos (Cuadro Nº2), de los que el Timoma (162) y el Quiste broncogénico (61), los mas frecuentes, en tanto que el Timoma maligno (3) y el Schwanoma (5).
Siendo el sexo masculino el predominante con 65% sobre el femenino, y en cuanto a la edad, predomina la adulta, con un rango entre 6 meses de edad **timoma** (femenina), de 1 año de edad (10), quiste broncogénico (masculino), llegando otro masculino de hasta 78 años de edad (bocio endotorácico)
Los tumores benignos deben extirparse, por el riesgo de crecimiento y/o Malignización.
Los seminomas y linfomas se tratan solo con quimioterapia, una vez efectuado el diagnóstico histológico.
Los tumores no seminomatosos se tratan inicialmente con quimioterapia y posteriormente se extirpa el resto tumoral.
En la mayoría de los tumores de mediastino, es quirúrgico (excéresis) del tumor, siendo el abordaje por toracotomía y o video toracoscopía, dependiendo del tamaño, localización y comportamiento del tumor con sus vecinos.
El linfoma en ninguna de sus presentaciones es quirúrgico, porque es muy sensible a la quimio o radioterapia.

Fig.: Nº 23

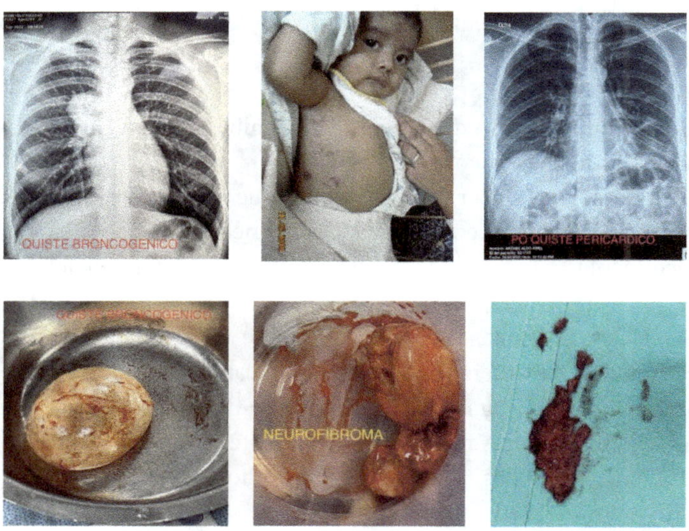

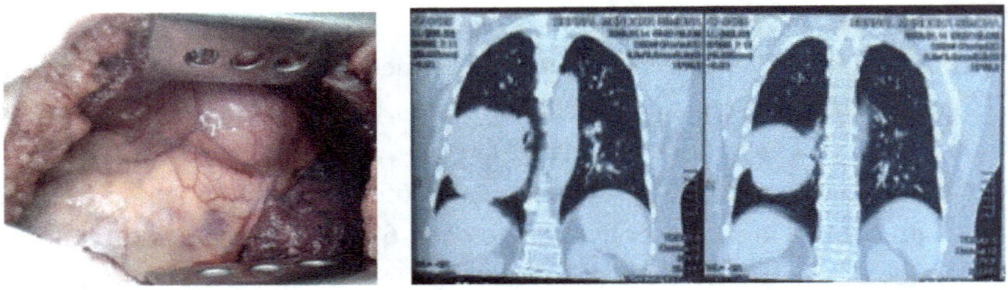

Fig. 23
Las 8 fotos, muestran la Rx, TC, la toracotomía, cicatriz, el quiste y Rx post operatorio de Quiste Pericárdico. Además, la pieza de neurofibroma
(Producción propia)

Referencias

1. Arce J.M., y Col. Tumores de Mediastino. http://www.scielo.sa.cr › scielo. 2003
2. 2. Rahman N M et all, https://www.msdmanuals.com ›Tumores mediastinales-trastornos-pulmonares, 2023.
3. Santillan P. Doherty; Tumores mediastinales. Rev. invest. clín. vol.58 no.3; Ciudad de México may./jun. 2006S: scielo México: 2006
4. Arce A. C. Frecuencia, Clasificación y Patología de los Tumores de Mediastino: 2018, http://scielo.iics.una.py › sopaci › 2307-0...
5. Díaz A.M., Tumores de Mediastino Medio y Posterior: https://www.piper-espacio-seram.com › 2018
6. Tumores y Quistes Mediastínicos;https://empendium.com/manualmibe/tratado/chapter/b34.ii.3.21-tumores-quistes-madiastínicos.1 : 2024
7. Terra R. Todo sobre Cáncer de Mediastino: que es, causas y tratamientos 2024; https://www.drricardoterra.com.br › cancer-de-mediastino
8. https://medlineplus.gov › Tumor mediastinal: MedlinePlus enciclopedia médica: 2024.
9. Tannous H.J, Preguntas frecuentes sobre los tumores mediastínicos; https://es.stonybrookmedicine.edu › patient-education: 2023
10. Calderon E.C. y col., Diagnóstico y tratamiento de masas mediastinales en niños. Revisión de la literatura; Acta Pediatr Mex 2005;26(2)79-89
11. Masas mediastínicas – trastornos pulmonares; MSD Manualshttps://www.msdmanuals.com
12. Tumor Mediastinal. MedlinePlus (.gov), https://medlineplus.gov

13. Masas Mediastínicas, Elsevier, https://www.elsevier.es
14. Portillo K, y col., Quiste pleuropericárdico: un buen final para un mal inicio, Sociedad Española de Cardiología. Calle de Nuestra Señora de Guadalupe, Nº 5 y 7 - 28028, Madrid (España) 2023.

Tumores de Pleura

Antes de referirnos a los tumores de la pleura, recordemos brevemente, el origen la anatomia y fisiologia de la pleura (1,2).

La pleura se desarrolla embriologicamente junto al pulmón en el embrión de 28 días. A los 32 días el endotelio pleural se diferencia a partir de las células residuales de la supeerficie celómica. A medida que los sacos pulmonares crecen y se forman los lóbulos pulmonares, las membranas y canales pleuroperitoneales aparecen. A los 51 días, los pulmones ocupan la mitad de la cavidad pleural, mientras los folletos pleurales ya pueden ser identificados como membrana lisa brillanten y transparente, que se pueden ver los órganos que cubren, hasta que en el día 52, se cierran extendiendose de la primera a la duodécima costillas. Al concluir el desarrollo se presenta la pleura compuesta por células mesoteliales, con espesor de 5 a 8 micrómetros y subyacente a ella un estroma fibroelástico, que contiene músculo liso, capilares sanguíneos y linfáticos, recubriendo al pulmón con repliegues entre los lóbulos, es la llamada pleura visceral, o pulmonar. Otra que es la que reviste por dentro toda la cavidad toráacica, llamada pleura parietal, que es un poco mas densa. La pleura parietal y la visceral son una sola que recubren los hilios. Comprenderemos esto si tomamos el ejemplo de que el pulmón sea como un dedo que empuja un globo, hasta lograr la invaginación del globo presionado por el dedo, pero no estan fusionados por lo que queda un espacio virtual, el espacio interpleural, siendo la porción del globo que cubre el dedo la pleura visceral y la que queda por fuera la pleura parietal, y el orificio del dedo es el hilio pulmonar. Por fuera de la pleura parietal está una membrana fibroelástica, es la facia endotorácica, que llamamos extra pleural y por fuera de ésta la extrafacial, entre la facia y la pared torácica.

Para entender didacticamente, la pleura toma el nombre de la región por donde discurre: asi tenemos la pleura cervical (cúpula pleural), pleura costal, pleura diafragmática y pleura mediastinal, pero es la misma pleura parietal, que tiene repliegues, asi como los llamados senos costo frénico, cardio frénico, etc.

En los movimientos respiratorios, la pleura visceral se desliza sobre la parietal merced al líquido pleural y a que en este espacio existe presión negativa o sub admosférica de (–0, 20 a –0,25 cmH2O), lo que mantiene a los alveolos epandidos, y es mas negativa en la inspiración, que en la espiración. Normalmente el líquido pleural se produce mas en la pleura parietal 100ml por hora y la reabsrción es realizada por la pleura visceral, su capacidad es de 300ml por hora y los linfáticos 20 ml por hora, lo que mantiene casi seco el espacio interpleural.

Pero si hay situaciones de mayor producción (inflamatorios) o menor absoción por obstrucción de linfáticos y capilares sanguíneos (tumores), se acumula el líquido, produciendo los derrames pleurales, cuyas características dependerán de los factores etiológicos, asi como los tratamientos.

Los derrames pleurales, son multifactoriales y se clasifican, según los criterios de Ligth, en exudados (inflamatorios, infecciosos, neoplásicos, autoinmunes) y trasudados (desnutrión, cardiogénicas, nefropáticas, o hepatopatias).

El diagnóstico se realiza en base a la semiologia (síntomas y signos) y exámenes complementarios, radiografia, tomografia, ecografia, toracocentesis y exámenes del líquido. Para la etiología ademas de los criterios de Ligth, otros exámenes del líquido, la biopsia pleural con aguja de Coope o por videotoracoscopia (2,3).

Semiología

Los síntomas y signos no son específicos, pero debemos ser minuciosos y analizarlos cuidadosamente Los pacientes con tumores en pleura, cuando cursan con derrame pleural, aunque los exámenes complementarios quieran sustiruirlos, no podrán porque no en todos los centros médicos tienen los avances tecnológicos.

El paciente se queja de tos seca, disnea progresivade mas de dos semanas de evolución, ademas se quejan de dolor pleurítico.

Los pacientes con tumores de pleura que cursan sin derrame pleural, son asintomáticos por mucho tiempo, semanas, meses o años, pueden quejarse de sensación de opresión torácica y tos seca, ya cuando el tumor tiene dimensiones gigantes, se queja de disnea.

Al examen físico en ambas situaciones encontramos signos de sustitución pulmonar (asimetría torácica, disminución o ausencia de frémito toracovocal, a la palpación, matidez a la percusión y disminución o abolición de ruidos broncoalveolares -murmulo vesicular-)

Los **auxiliares de apoyo diagnóstico**: En la radiografia o tomografia de tórax, se verá imagen radiopaca que ocupa parte del hemitórax, con o sin engrosamiento pleural difuso que incluso puede aprisionar o desplazar al mediastino son signos de derrame pleural (Fig. N°24). El engrosamiento pleural mamelonado que sobresale al derrame en la tomografía, es muy característico de mesotelioma, mas aun si compromete pleura mediastinal y si es circunferencial, englobando toda la pleura parietal con compromiso de la visceral, en mas del 70% será mesotelioma, en contrario esta imagen solo está presente en 15% de las metástasis y solo 9% en tuberculosis pleural.

Importante tomar en cuenta, la tomografia con emisión de positrones (PET SCAN o CT), en el diagnóstico del mesotelioma, tiene una sensibilidad de 91%, especificidad de 100% con 92% de eficacia, dependiendo del grado de captación, se logra distinguir entre enfermedad benigna y maligna, siendo un poco menos para mesotelioma epitelial en realción al mixto o sarcomatoso, ademas de que permite evaluar el grado de infiltración al diafragma, mediastino, pared y- o a contralateral, que son criterios de irresecabilidad (Fig.: Nº 24).

Fig.: Nº 24

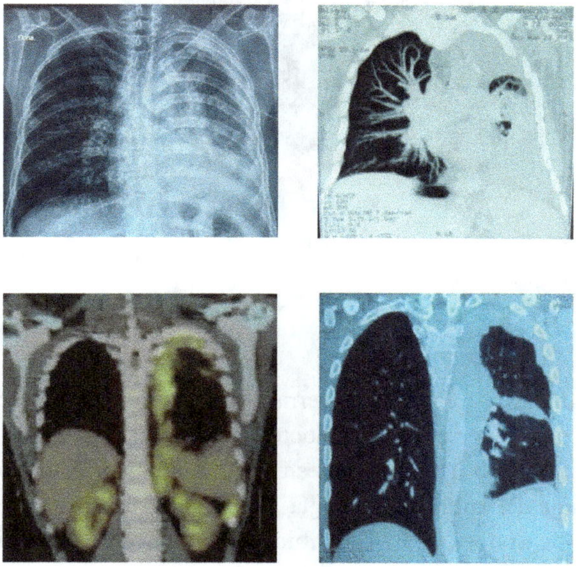

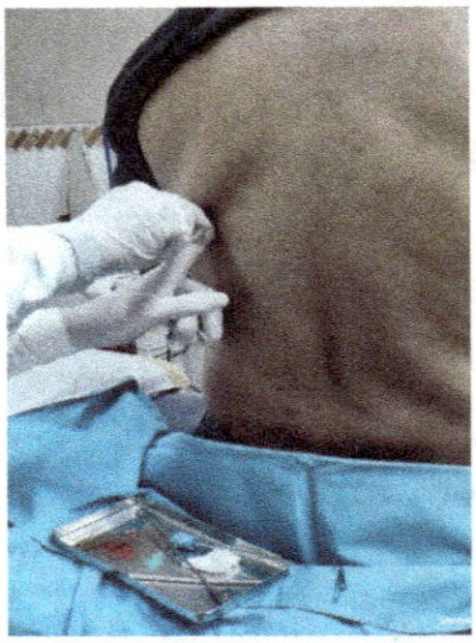

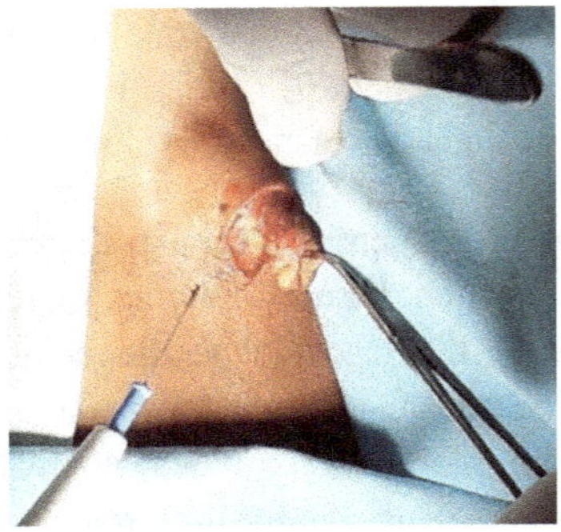

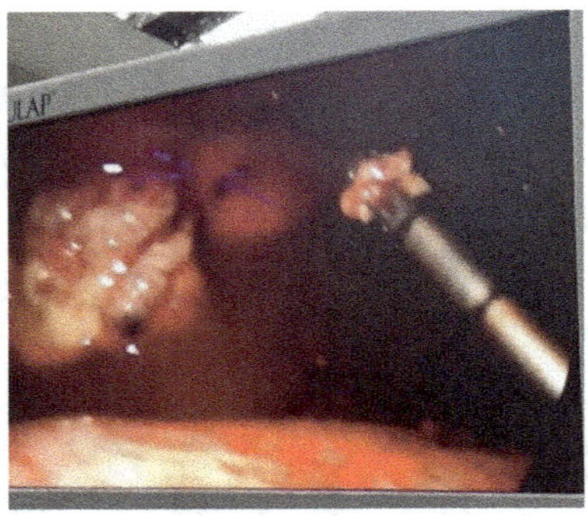

En las fotos vemos las imágenes de Radiografía y Tomografía, PET SCA, CT, así como diferentes técnicas de toma de biopsia pleural.

(Producción propia)

El diagnóstico clínico y etiológico, del derrame pleural, obtenemos por la semiologia, imagenología y por la toracocentesis, obteniendo líquido amarillo citrino, o mas sugestivo, de líquido sero hemático, el estudio citoquímico, determinación de ADA (adenosin de aminasa), cultivos, citología oncológica (en +- 30%), con la biopsia pleural con aguja de Coope (65 a 70%) y biopsia por videotoracoscopia (100%).

De esa forma llegamos al diagnóstico etiológico y tipificación del tipo histológico de tumor, enviando si necesario para la unmunohistoquímica, para la especificación del tumor.

La imunohistoquímica y la microscopia eletrónica son actualmente los métodos padrón de oro para el diagnóstico. La imunohistoquímica incluye anticuerpos para citoqueratina, vimentina, antígeno carcinoembrionario (ACE) y calretinina. En algunos casos de derrame pleural, la diferencia entre pleuritis (células mesoteliales reativas), mesotelioma y adenocarcinoma (principalmente de tipo tubulopapilar), puede ser muy difícil. Por eso los marcadores tumorales, como el antígeno carcinoembrionario (ACE), para adenocarcinoma (CK20, CK7), así como un marcador amplio para células de origen epitelial como CK AE1/AE3 (3), pueden ser de ayuda el diagnóstico, uma vez que estos elementos frequentemente son positivos en el adenocarcinoma (50 a 90%) y raramente son encontrados en mesoteliomas, la vimentina, calretinina y citoqueratina,identifican al mesotelioma ((calretinina, CK5/6, WT-1 o D2-40) y dos marcadores epiteliales (MOC-31 y claudina-4) (4,5)

Todavía, en algunos centros se practica la biopsia directa por minitoracotomia de 4 a 5 cm (Fig.:Nº 24).

Los trasudados sintomáticos, asi como la mayoria de los exudados, requieren de toracocentesis evacuadora, y pleurodesis, drenaje pleural cerrado, para evacuar el líquido o para pleurodesis con talco en nuestra experiencia 98% efectivo, o por videotorcoscopia (Fig.. Nº 25)

Fig.. Nº 25

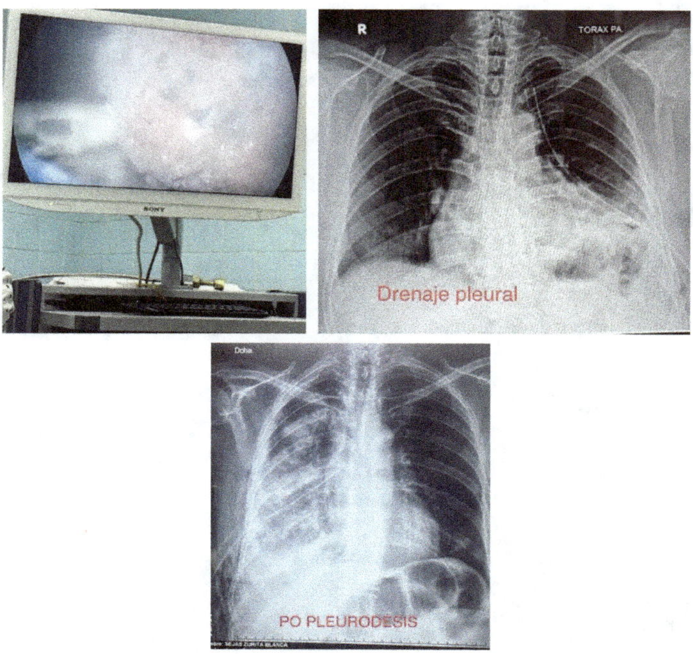

Las fotos son de Pleurodesis con talco, por videotoracoscopía y de radiografías de control post operatorio, de toracotomía y videotoracoscopía.

Producción propia

En tanto que los derrames bilaterales asintómaticos, solo tratamiento medico, sin pleurodesis.

La video toracoscopia sirve para diagnóstico y tratamiento de lesiones pleurales (la primera pleuroscopia o toracoscopia, la realizó Jacobeus en 1910).

Con el tiempo la técnica merced a la evolución de la tecnología nos permite no solo ver directamente, sino por video toracoscopia, diagnóstico y tratamiento.

Se realiza en quirófano, con anestesia general e intubación selectiva, en decúbito lateral contraria a el procedimiento. Exploraramos visualmente toda la cavidad torácica, evidenciando lesiones en pleura visceral o parietal, biopsiar y-o extirpar los nódulos en pleura viceral o en pleura parietal (Fig.. Nº 26) (diagnóstico y tratamiento)

Fig.. Nº 26

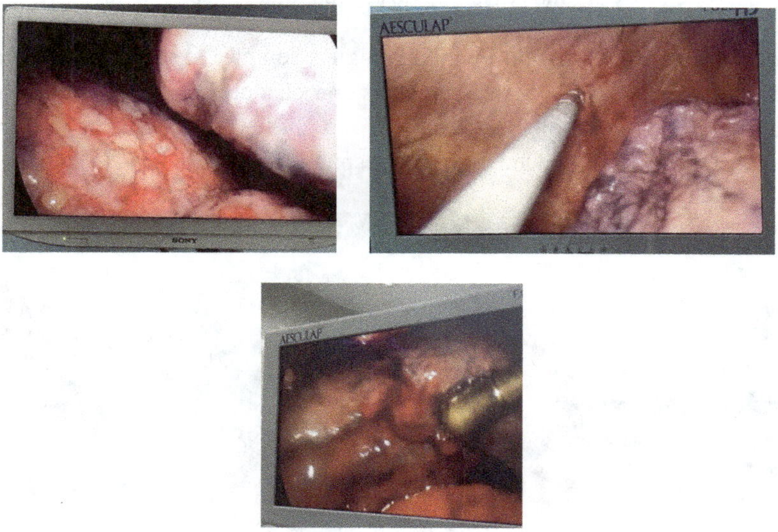

Las fotos son de Videotoracoscopía con los hallazgos y las biopsias que se pueden realizar

Producción propia

Ya hablando de tumores de pleura, son lesiones que se presentan en pleura viceral o paritetal, crecen a partir de ellas, rápido o lento, con citologia similar a las pleuras, los **Primarios**, que pueden ser **Benignos** (Nódulo fibroso, solitario de pleura), lipomas, fibromas y otros mas raros como los hamartomas y los mesenquimales. Son de crecimiento lento (años), asintomáticos, encapsulados, no invasivos.

Los **primarios Malignos**, (mesotelioma), que son de presentación difusa, sintomáticos, generalmente con derrame pleural y de crecimiento rápido (Fig.: Nº 26), (son Primarios de pleura, o de las serosas). Epidemiologicamente son los mas importantes, en especial por su relación con la exposición al asbesto mas aun las fibras de crocidolita (cristales finos y puntiagudos) que penetran al árbol respiratorio, alojandose en el espacio sub pleural, donde se produce la carcinogénesis. Cerca del 70 % han tenido exposición al asbesto y/o, a la radiación, durante 10 a 40 años. En menor proporción por la contaminación de las vacunas polivirales, con el virus o su DNA SV40, en los años 60 o 70, en USA. En las células cancerosas, los cambios en el ADN dan otras instrucciones, estos cambios en el ADN informan a las células cancerosas que produzcan más células rápidamente y estas pueden seguir viviendo mientras que las células sanas mueren (6).

Los tumores Secundarios, que siempre son malignos porque corresponden a metástasis, o neoplasias de otros órganos diseminados o implantados en la pleura.

Cuadro clínico, los tumores primarios benignos son casi siempre asintomáticos, por su crecimiento lento y sus manifestaciones son cuando el tumor ha alcanzado gran tamaño, pudiendo ser dolor tipo opresivo o disnea progresiva, por compresión pulmonar (Fig.: Nº 27). Pueden recidivar despues de varios años (7).

(Fig.: Nº 27)

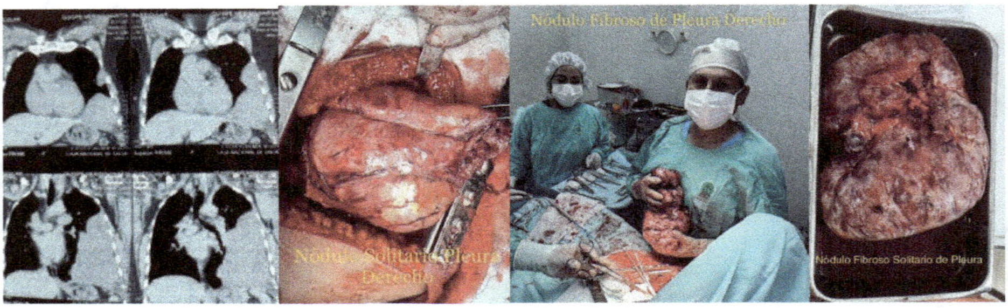

Las fotos son de Tomografía, Toracotomía, y pieza quirúrgica de el Nódulo fibroso solitario de pleura

Producción propia

El **tratamiento** de los tumores benignos y del Tumor fibroso solitario de pleura especificamente es quirúgico con la resección total del tumor incluso en la recidiva, en los casos tratados por nososotros tuvimos casos con recidiva, pero en niguno se presentaron síndromes paraneoplásicos.

Los tumores malignos primarios (mesotelioma) y secundarios (metástasis), son siempre sintomáticos, porque casi el 100%, cursan con derrame pleural y los síntomas y signos derivan de eso, siendo sub diagnosticada, en especial el tipo epitelial, pero mejoró con la Inmunohistoquímica (4,5), (se confundia con el adenocarcinoma), los síntomas frecuentes son disnea progresiva, tos seca o productiva, dolor pleurítico y los signos, a palpación disminución o pérdida del frémito toracovocal, mate a la percusión, y disminución o ausencia de ruidos broncoalveolares (murmulo vesicular) a la auscultación pulmonar.

Ademas de la biopsia pleural (diagnóstico etiológico), en especial podemos tomar en cuenta lo ofertado por imagenologia, que puede ayudar en la estadificación, el tratamiento y pronóstico del enfermo, por ejemplo cuando el mesotelioma cursa con derrame pleural, la ecografía podría detectar elemento sólido dentro del líquido.

Los **primarios Malignos**, el **mesotelioma** es un tipo de cáncer poco frecuente en el que las células cancerosas invaden la pleura (membrana que cubre los pulmones y la pared endo torácica). Constituye aproximadamente el 3% de las neoplasias malignas de pleura y, cuando se confirma su diagnóstico, su curso es normalmente fatal a corto y mediano plazo.

El mesotelioma, tiene relación con la exposición al **asbesto** (8,16,17,21,22,23,24,25,26), también llamado **amianto**, nombre denominado a un grupo de minerales fibrosos compuestos por silicatos de magnesio y calcio, que poseen formas de fibras largas e finas. El asbesto fue utilizado mucho tiempo para aislamientos térmicos y acústicos, balatas para frenos y embragues, en los vehículos y en barcos.

Se descubrieron casos y enfermos relacionados a la exposición a asbesto, en noviembre de 2017 en Brasil el Superior Tribunal Federal (STF) prohibió la extracción, industrialización, comercialización y distribución de asbesto. La exposición al asbesto, en algún momento de la vida, puede ser con bajos niveles, que están presentes en el aire, agua y otros elementos, pero no producen enfermedad.

Algunos familiares de los trabajadores en minas o expuestos al asbesto, enfermaron y se cree que este material fue llevado a sus hogares en los zapatos o en sus ropas.

De acuerdo a la OMS, aproximadamente 125 millones de personas estan expuestas al asbesto en sus lugares de trabajo.

El mesotelioma puede ser prevenido, si se logra descubrir que el asbesto se encuentra en algunos materiales de uso domiciliario, porque durante décadas fue adicionado a otros productos.

En el reimpreso con autorización de *la Clasificación de Tumores de la OMS*, 5.ª edición; volumen 5, Tumores de la pleura y el pericardio, página 4, Copyright (2021).

Los códigos de morfología se toman de la CIE-O, tercera edición, segunda revisión (CIE-O-3.2) (REF 1256). El comportamiento se codifica con /0 para tumores benignos; /1 para comportamiento no especificado, limítrofe o incierto; /2 para carcinoma in situ y neoplasia intraepitelial de grado III; y /3 para tumores malignos (26).

Cambio en la terminología de un código anterior.

Este nuevo código fue aprobado por el Comité CIE-O de la Agencia Internacional para la Investigación sobre el Cáncer/OMS en su reunión de octubre de 2020, que es el siguiente cuadro:

Cuadro de la Clasificación 2021 de la OMS

Diagnóstico	Criterios esenciales	Criterios deseables
Tumores mesoteliales benignos y preinvasivos		
Tumor adenomatoide	Proliferación focal de espacios tubulares o vacuolas revestidas por células mesoteliales aplanadas o cúbicas en un estroma fibroso • Falta de diseminación difusa o multifocal a lo largo de la pleura y ausencia de características histológicas malignas, como crecimiento invasivo en el estroma subyacente, atipia citológica, necrosis o patrones sarcomatoides.	Inmunohistoquímica para marcadores mesoteliales, si es necesario La tinción inmunohistoquímica para L1CAM, un marcador de la mutación TRAF7, puede ser útil • Se mantuvo la expresión de BAP1 y no se observó deleción homocigótica de CDKN2A
Tumor mesotelial papilar bien diferenciado	• Formaciones estromales papilares cubiertas por mesotelio blando • Sin invasión del estroma • Derrames pleurales (que no se resuelven) • No hay evidencia de tumor en la toracoscopia ni en las imágenes	• Tinción inmunohistoquímica para marcadores mesoteliales • Se mantuvo la expresión de BAP1
Mesotelioma in situ	• Capa única de células mesoteliales (con o sin atipia) en la superficie pleural • No hay características histológicas de crecimiento invasivo. • Pérdida de BAP1 y/o MTAP por inmunohistoquímica y/o deleción homocigótica de CDKN2A por FISH	• Formaciones estromales papilares cubiertas por mesotelio blando • Sin invasión del estroma

Diagnóstico	Criterios esenciales	Criterios deseables
	• Discusión multidisciplinaria del diagnóstico	
Mesotelioma		
Mesotelioma pleural localizado	• Presentación como una masa localizada solitaria mediante imágenes, hallazgos quirúrgicos e histología. • Examen de una pieza de resección quirúrgica que revela la falta de invasión más allá de los bordes circunscritos del tumor. • Características histológicas del mesotelioma difuso • Evidencia inmunohistoquímica de origen mesotelial	• Discusión multidisciplinaria para confirmar el diagnóstico
Mesotelioma pleural difuso	• Engrosamiento pleural difuso por una neoplasia maligna con histología epitelioide, sarcomatoide o bifásica • Invasión de estructuras adyacentes (es decir, tejido adiposo, músculo esquelético y/o parénquima pulmonar), necrosis tumoral o formación de nódulos tumorales malignos inequívocos • El mesotelioma desmoplásico se caracteriza por tejido colagenizado denso separado por células mesoteliales malignas dispuestas en un patrón estoriforme o llamado sin patrón, que debe estar presente en ≥50% del tumor en las muestras de resección definitiva. • El mesotelioma bifásico es el mesotelioma que revela ≥10 % de cada uno de los patrones epitelioides y sarcomatoides en muestras de resección	• Pérdida de BAP1 y/o MTAP por inmunohistoquímica y/o pérdida de CDKN2A por FISH O mutaciones en BAP1 o CDKN2A demostradas mediante secuenciación de próxima generación

Diagnóstico	Criterios esenciales	Criterios deseables
	definitiva o cualquier porcentaje de cada componente en muestras de biopsia y citología más pequeñas. • Inmunohistoquímica que confirma el origen mesotelial	

Para el **Mesotelioma**, existen tres tipos histopatológicos: el Epitelial, 55%, Sarcomatosos, 20% y Mixtos, 35%

El tipo epitelial, es el de crecimiento e invasión mas lento, hasta +- 15 años, muy confundido con adenocarcinoma metastásico, pero desde la aplicación de la Inmunohistoquímica y la microscopia electrónica, que son actualmente evidencia A, patrones de oro para el diagnóstico de mesotelioma epitelial (anticuerpos citoqueratina, vimentina calretinina, ademas de antígeno carcionoembrionario). Los Carcinomatosos y Mixtos se presentan en menor proporción, pero tambien son mucho mas agresivos y letales.

En etapas iniciales el tumor está confinado a la pleura parietal, con o sin derrame pleural, que puede ser único signo de evidencia, pudiendo ser tambien de aspecto mamelonado, evidenciado en radiografias o tomografias (Fig.: Nº 24, 25, 28), en las que tambien se observan los procedimientos de apoyo diagnóstico.

El tratamiento empieza desde la toracocentesis con biopsia pleural o por video toracoscopia, la pleurodesis, algunos pacientes se puede realizar la pleuroneumonectomia, pero el pronóstico esta fundamentalmente dado por el tipo histopatológico.

En los últimos años se han presentado evidencias de quimioterapia neoadyuvante con cisplatino, asociado a pemetrexed (alimta, Vogelzang 2003)

Estadios del mesotelioma

La estadificación del mesotelioma, es el proceso para determinar la evolución del tumor y la extensión o propagación de la neoplasia (19,20,21,22,23,24,25,26).

Se utiliza la nomenclatura internacional del TNM, son 4 desde etapas, desde localización del **Tumor I**, **N** adenomegalias, **M** metástasis, hasta la diseminación **IV**, las que presentamos a continuación.

- **Estadío I (Etapa 1):** Se localiza en un lugar de la pleura parietal o visceral, sin afectación ganglionar, es pequeño y podría ser extirpado, sobre vida +- 21 meses (Fig. Nº28).
- **Estadío II (Etapa 2):** Invade ganglios, al mismo lado de la lesión, pulmón o diafragma, puede causar dolor, tratamiento multimodal (cirugía – quimioterapia).
- **Estadío III (Etapa 2):** Se extiende a tejidos u órganos cercanos adicionales y ganglios linfáticos, invadiendo la pared torácica, esófago, diafragma hasta abdomen. Se queja de dolor pleurítico y disnea, terapia multimodal o paliativa.
- **Estadio IV (Etapa 4):** Metástasis a distancia y contra lateral, enfermedad avanzada, que se ha propagado a órganos distantes, tejidos, ganglios linfáticos lejanos o al lado contrario del tórax. Refiere mayor dolor y disnea hasta pequeño esfuerzo. Terapia paliativa

La Estadificación de los tumores en general y del mesotelioma en específico es que ayuda en el **Pronóstico y Tratamiento:** La etapa determina la esperanza de vida y las opciones de tratamiento, (cirugía en estadios tempranos, quimioterapia/inmunoterapia en avanzados)**:** El tipo de célula (epitelioide, sarcomatoide o bifásica) influye en la agresividad del estadio, siendo el epitelioide el de mejor pronóstico).

Fig.Nº 28

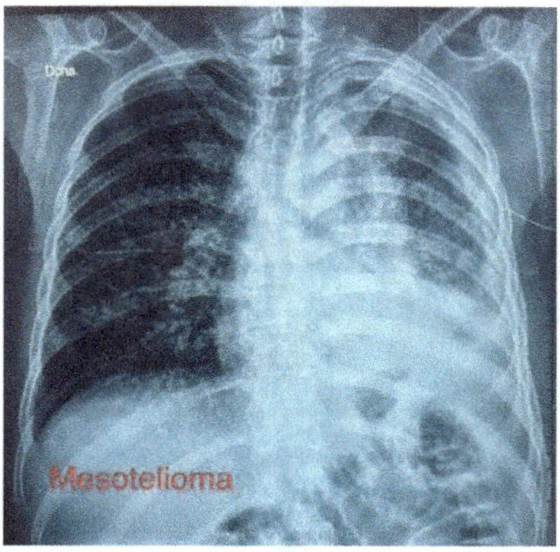

Radiografía de tórax, con imagen radiopaca en tercio inferior de hemitórax izquierdo, con borramiento de seno costofrénico de ese lado.

Se realizó toracocentesis y biopsia pleural con aguja de Coope y la histopatología informó Mesotelioma epitelial.

*A esto consideramos **Estadío I o Etapa 1***

(producción propia)

Referencias

1. Mandarín de Lacerda C.A. e col. Anatomía da Pleura, en Manual de Doenças pleurais, pág. 1 – 10, Editora Brasileira de Medicina Ltda. 1985
2. Chaves da Silveira I. Fisiología da cavidade pleural, en Manual de Doenças pleurais, pág. 27 – 36, Editora Brasileira de Medicina Ltda. 1985
3. Rahman N.M. et All, Derrame pleural, Manual MSD, revisado ago 2023
4. Bogajewska E, et All, Investigación contra el cáncer, enero de 2021, 41 (1) 197-201; DOI: https://doi.org/10.21873/anticanres.14765
5. Chapel D. B, Aplicación de la Inmunohistoquímica en el diagnóstico y tratamiento del cáncer; National Institutes of Health (NIH) | (.gov); https://pmc.ncbi.nlm.nih.gov › articles › PMC7082260
6. https:Iiwww.mayoclinic.org) pleuresia, sintomas y causas
7. Mesotelioma - Diagnóstico y tratamiento, https://www.mayoclinic.org/es/diseases-conditions/ solitary-fibrous-tumors/cdc-20395823
8. León F.F. y col., Tumor fibroso solitario de la pleura asociado a síndromes paraneoplásicos, Rev Chil Cir vol.65 no.3 Santiago Junio 2013
9. Camargo J., Mesotelioma pleural: saiba tudo sobre este raro cäncer: Publicado em: Sex, A.C. Camargo Cancer Center, https://accamargo.org.br › 2/2022
10. Casos E y col., El uso de catéter de drenaje pleural permanente en el manejo ambulatorio del derrame pleural maligno recurrente. Arch Bronconeumol. 2009; 45: 591-6. 28.
11. Olden AM, Holloway R. Treatment of malignant pleural effusion: PleuRx catheter or talc pleurodesis? J Palliat Med. 2010; 13: 59-66. 29. Huggins JT, Doelken P, Sahn SA. The unexpandable lung
12. Seguido S.A. y Rodriguez P.F., Fisiologia de la pleura: Manejo del derrame pleural.
13. Singal S. y y Kaiser L.R., Mesotelioma maligno opciones de tratamiento, en Clínicas quirúrgicas de Norte América Vol.4 2002. Editorial Mc Grau Hill Interamericana, pag. 773-805
14. Putman J.B. jr., Derrames pleurales malignos, en Clínicas quirúrgicas de Norte América Vol.4 2002. Editorial Mc Grau Hill Interamericana, pag. 839-54
15. Martins S.A. em Betlem, Derrames Pleurais, en Pneumologia 3ª ediçáo. 1984, Edit. Livraria Athneu Río de Janeiro, pag. 359-73
16. Bilacchi D. e Rosinha S.R.P.O., Derrame pleural maligno, en Cirugía torácica, CBC, ano III, Vol. II. Edit. Atheneu Río de Janeiro 1997. Pag. 69-80 DR
17. Oncología, en; A. Rev. venez. oncol. v.22 n.3 Caracas sep. 2010
18. Alternativas quirúrgicas en el tratamiento de los tumores del tórax: http://ve.scielo.org › scielo
19. Velota J. Estadios del mesotelioma, www.asbestosis.com

20. Fennell D.A. et All, Pleural mesothelioma. Nat Rev Dis Primers. 2025 Aug 7;11(1):56. doi:10.1038/s41572-025-00640-3. PMID: 40775245.
21. https://pubmed.ncbi.nlm.nih.gov, National Institutes of Health (NIH) | (.gov) Mesotelioma pleural
22. Porcel J., M. Mesotelioma pleural. Elseiver: Vol. 156, Nº 5; páginas 240-247(septiembre 2022), j. medcli.2022.03.007
23. https://www.asbestos.com/mesothelioma-packet-b/?content=pleural
24. Rodríguez P. M., Mesotelioma pleural; https://cancercenter.cun.es/ universidad de Navarra. Merco Salud 2025
25. Abraham R. e col., Neoplasias pleurales, en Secretos de la Cirugía Torácica; Ed. McGraw Hill. Interamericana; Mexico junio 2002
26. Sauter J.L., et.all; Clasificación de la OMS de turmores de la pleura 2021: avances de la clasificación de 2015: https://www.jto.org/article/S1556-0864(22)00026-0/fulltext

ALGUNAS CONSIDERACIONES FINALES, SOBRE TUMORES

Tumor

Ya lo definimos en la introducción, pero lo reafirmamos. Es un aumento de volumen o masa anormal de tejido corporal. Los tumores pueden ser cancerosos (malignos) o no cancerosos (benignos), concordante con lo mencionado en la primera parte.

Etiología

En general, los tumores ocurren cuando las células se dividen y se multiplican excesivamente en el cuerpo. Normalmente, el cuerpo controla la división y el crecimiento de las células, se crean nuevas células para reemplazar a las viejas o para desempeñar nuevas funciones, las células que están dañadas o que ya no cumplen su función, mueren para dar paso a las células de reemplazo sanas (1).

Si se altera el equilibrio de división y muerte celular, se altera la mitosis y se forma un tumor.

Los tumores benignos no son cáncer, pero los malignos sí. Los tumores benignos solo crecen en una parte del cuerpo.

Los tumores benignos más frecuentes fueron los melanocíticos constituidos por nevos de unión intradérmicos y compuestos, y los quistes epidermoides. Esta serie proporciona información de los tumores benignos más comunes en un servicio dermatológico

No pueden aparecer ni invadir otras partes del cuerpo. Aún así, pueden ser peligrosos si presionan órganos importantes, tales como el cerebro. (18 ago 2020)

Problemas con el sistema inmunitario, pueden llevar a que se presenten tumores.

El tabaco causa más muertes por cáncer que cualquier otra sustancia ambiental.

Otros factores de riesgo que predisponen al cáncer incluyen:

- Benceno y otros químicos y toxinas
- Consumo excesivo de alcohol
- Toxinas ambientales, como ciertos hongos venenosos y un tipo de tóxico que puede formarse en las plantas de cacahuete (aflatoxinas)
- Exposición excesiva a la luz solar

- Problemas genéticos
- Obesidad
- Exposición a la radiación
- Virus

Los tipos de tumores que se sabe son causados por o están asociados con virus son:

- Linfoma de Burkitt (Virus de Epstein-Barr)
- Cáncer Uterino (virus del papiloma humano, también llamado VPH), (2)
- La mayoría de cánceres anales (VPH)
- Algunos cánceres de la garganta, incluyendo del velo del paladar, la base de la lengua y las amígdalas (VPH)
- Algunos cánceres vaginales, de la vulva y del pene (VPH)
- Algunos cánceres del hígado (virus de la hepatitis B y hepatitis C)
- Sarcoma de Kaposi (herpesvirus 8 humano)
- Leucemia/linfoma de células T del adulto (virus linfotrófico T humano tipo 1)
- Carcinoma de células de Merkel (poliomavirus de células de Merkel)
- Cáncer nasofaríngeo (Virus de Epstein-Barr)
- Linfoma no Hodgkin y sarcoma de Kaposi (VIH)

Algunos tumores son más comunes en un sexo que en el otro, otros son más comunes en niños o en adultos mayores, algunos están relacionados con la dieta, el medio ambiente y los antecedentes familiares.

Síntomas

Dependen del tipo y localización del tumor. Por ejemplo, los tumores en el pulmón pueden ocasionar tos, dificultad respiratoria o dolor torácico. Los tumores de colon pueden causar pérdida de peso, diarrea, estreñimiento, anemia ferropénica y sangre en heces (Prueba de Weber).

Es posible que algunos tumores no provoquen síntomas, otros, como el cáncer esofágico o pancreático, pueden no causar síntomas hasta que la enfermedad haya alcanzado un estadio avanzado.

Exámenes complementarios

Como ya mencionamos los auxiliares de apoyo al diagnóstico, son: laboratorios, imagenología, y biopsia de tejidos.

Ahora tomamos en cuenta y agregamos: los marcadores tumorales y los Biomarcadores.

La mayoría de casos, necesitan ser estudiados en una muestra de tejido (biopsia) del tumor para precisar si es cáncer y, si lo es, para determinar el grado.

El tejido se obtiene durante una biopsia, procedimiento en el que se extirpa todo el tumor o una parte de este.

El espécimen se envía a Patología, para que se determine el tipo el grado del tumor, que será expuesto en el Informe histopatológico, sugiriendo en ocasiones la Inmunohistoquímica (IHQ) técnica de laboratorio que usa anticuerpos para detectar antígenos específicos -proteínas-, marcándolos con colorantes o sustancias fluorescentes para visualizarlos bajo el microscopio), permitiendo diagnosticar enfermedades como el cáncer, diferenciar tipos de tumores y guiar tratamientos, al identificar marcadores como receptores hormonales o HER2.

En el informe de patología, las células con un aspecto más normal se las llama "bien diferenciadas". A las células con un aspecto menos normal se las llama "poco diferenciadas" o "indiferenciadas". El histopatólogo asignará un número para describir el grado según estas y otras características de las células que observe en el microscopio.

Los sistemas que se usan para describir el grado del tumor varían según el tipo de cáncer.

Pero a la mayoría de los tumores se les asigna un grado de X, 1, 2, 3 o 4.

- Grado X: no es posible asignar un grado (grado indeterminado)
- Grado 1: bien diferenciado (grado bajo)
- Grado 2: moderadamente diferenciado (grado intermedio)
- Grado 3: poco diferenciado (grado alto)
- Grado 4: indiferenciado (grado alto)

El pronóstico y la decisión sobre un plan de tratamiento, dependen del estadio del cáncer, las características genéticas del tumor, la edad y el estado general de salud del paciente. Cuando un cáncer es de grado alto, en general hace falta un tratamiento más intenso e inmediato porque la enfermedad crece y se disemina rápido.

Qué son los marcadores tumorales

Son sustancias en las células cancerosas o en otro tipo de células del cuerpo, que está presente o se produce en respuesta al cáncer, o algunas afecciones benignas (no cancerosas).

El **marcador tumoral** ofrece información sobre el cáncer, el grado de malignidad y los elementos que podrían servir para el tratamiento.

Estas sustancias se encuentran en la sangre, la orina, la materia fecal, en los tumores y en tejidos o líquidos del cuerpo de algunos pacientes con cáncer.

Cada vez se usan más los marcadores genómicos (como las mutaciones de genes tumorales, patrones de exposición tumoral y otros cambios no genéticos en el ADN tumoral) que están en los tumores y en fragmentos de tumores que se desprenden en los líquidos del cuerpo.

Ya se determinaron las características de muchos marcadores tumorales (3).

Algunos se relacionan con un solo tipo de cáncer, mientras que otros se relacionan varios tipos de cáncer.

Hay dos tipos principales de marcadores tumorales: marcadores de células tumorales circulantes y marcadores de tejido tumoral.

Marcadores **tumorales circulantes**, se encuentran en la sangre, la orina, la materia fecal u otros líquidos del cuerpo de algunos pacientes con cáncer.

Marcadores de células tumorales circulantes se usan para los siguientes propósitos:

- Determinar el pronóstico
- Determinar el estadío del cáncer
- Detectar el cáncer residual después del tratamiento, o que recidivó
- Evaluar cuán bien funcionan el tratamiento
- Verificar si el tratamiento dejó de funcionar

Aunque una concentración alta de un marcador tumoral tal vez indique la presencia de cáncer, esto no es suficiente para diagnosticar el cáncer. Por ejemplo, las afecciones no cancerosas a veces producen un aumento en las concentraciones de algunos marcadores tumorales. Además, no todas las personas con un tipo de cáncer en particular tendrán una concentración alta de un marcador tumoral relacionado con ese cáncer.

Por lo tanto, las mediciones de los marcadores de células tumorales circulantes se debe combinar con los resultados de otras pruebas que se usan para diagnosticar el cáncer, como la biopsia, o técnicas de imágenes.

También se miden los marcadores tumorales con regularidad durante el tratamiento del cáncer. En general, estas mediciones en serie permiten observar los cambios en la concentración del marcador a lo largo del tiempo. Por ejemplo, si baja la concentración de un marcador de células tumorales circulantes, indica que el cáncer responde al tratamiento; pero si aumenta o no cambia, tal vez indique que el tratamiento no está funcionando.

Los marcadores de células tumorales circulantes también se miden después de terminar el tratamiento para determinar si el cáncer recidivó.

Los ejemplos más comunes de marcadores de células tumorales circulantes son: calcitonina, para evaluar la respuesta al tratamiento, detectar si el cáncer recidivó y calcular el pronóstico del cáncer de tiroides; CA- 125; para evaluar si funcionan los tratamientos del cáncer y si el cáncer de ovario recidivó; microglobulina -2, (en sangre, u orina o líquido cefalorraquideo) para calcular el pronóstico y seguir la respuesta al tratamiento del mieloma múltiple, la leucemia linfocítica crónica y algunos linfomas.

Marcadores tumorales en tejido: estos se encuentran en los tumores, en general en una muestra del tumor que se biopsia. Los marcadores tumorales en tejido se usan para los siguientes propósitos:

- Diagnosticar, estadificar y clasificar el cáncer
- Calcular el pronóstico
- Elegir el tratamiento adecuado (por ejemplo, tratamiento con terapia dirigida)

Los marcadores de tejido tumoral que indican si alguien es apto para una terapia dirigida específica también se llaman **biomarcadores**, para el tratamiento de cáncer.

En general, las pruebas para estos biomarcadores son pruebas genéticas, que buscan cambios en los genes que influyen en la formación del cáncer.

Estos son algunos ejemplos de marcadores de tejido tumoral que se usan como biomarcadores para el tratamiento de cáncer (receptores de estrógenos y receptores de progesterona), para saber si alguien con cáncer de mama, debería recibir terapia hormonal; mutación del gen FGFR3, para decidir el tratamiento de los paciente con cáncer de vejiga; y PD-L1, para saber si las personas con distintos tipos de cáncer son aptas para el tratamiento con un inhibidor inmunitario.

Como algunos tumores liberan células y material genético en la sangre, a veces es posible examinar los biomarcadores en las muestras de sangre. Aunque no se usan de forma habitual, tienen algunas posibles ventajas, debido a que no requieren cirugía, es posible repetirlas con más frecuencia que las biopsias estándar. Además, se podrían usar en los casos en que no es posible hacer una biopsia con cirugía, por ejemplo, cuando es difícil llegar al tumor o cuando los pacientes no soportan una cirugía.

Las biopsias líquidas suelen detectar varios biomarcadores relacionados con el cáncer. Por ejemplo, la prueba Foundation One Liquid CDx, se aprobó para la detección de mutaciones genéticas en 324 genes y dos formas genéticas en cualquier tipo de tumor sólido. Esta prueba también identifica a los pacientes con cáncer de pulmón de células no pequeñas, melanoma, cáncer de mama, cáncer colorrectal o cáncer de ovario que se podrían beneficiar de 15 opciones de terapias dirigidas que cuentan con la aprobación de la Administración de Alimentos y Medicamentos (FDA).

¿Cuáles son los marcadores tumorales que se usan ahora y para qué tipos de cáncer?

Actualmente hay varios marcadores tumorales que se usan para distintos tipos de cáncer, para obtener más información, aunque la mayoría de las pruebas de marcadores tumorales se analizan en laboratorios que satisfacen las normas establecidas por (CLIA), algunas no cumplen con los requisitos y por lo tanto se consideran experimentales.

Por ejemplo, la prueba del (PSA) se usaba de forma habitual antes, en la detección del cáncer de próstata en los hombres, pero a medida que se conocieron las limitaciones de la prueba (como la especificidad relativamente baja), la recomendación actual es que no se use de rutina, en la población.

Hay varios estudios en los que se evalúan las biopsias líquidas, el propósito es comprobar la presencia de numerosos marcadores tumorales para detectar el cáncer temprano en las personas sin síntomas.

- Pap SEEK es una prueba que identifica alteraciones en el ADN relacionadas con el cáncer de ovario y endometrio mediante el análisis de líquidos que se obtienen de forma habitual durante una prueba de Papanicolau, logró detectar algunos cánceres de endometrio y de ovario en estadios tempranos, cuando eran más tratables.
- Cancer SEEK prueba de sangre que se usa para detectar mutaciones en el ADN y biomarcadores de proteínas vinculadas con muchos tipos de cáncer. En un

estudio grande de mujeres sin antecedentes de cáncer, se combinó el uso de la prueba de sangre con la (TEP) y fue posible detectar el 65 % de los cánceres en estadio temprano.

- Uro SEEK es una prueba de orina que detecta las alteraciones más comunes en 11 genes vinculados con el cáncer de vejiga y el cáncer urotelial en las vías urinarias superiores (que se inicia en las células de transición). En un estudio en el que se incluyeron a pacientes sin diagnóstico de cáncer de vejiga pero con riesgo alto de enfermedad por los síntomas, UroSEEK identificó al 83 % de las personas que luego tuvieron cáncer de vejiga.

Aunque estas pruebas son capaces de detectar cánceres temprano, aún no se sabe si el tratamiento de los cánceres podría disminuir las muertes por estos cánceres.

¿Qué investigación se hace ahora para crear otros marcadores tumorales?

La red de investigación y detección temprana (EDRN) del NCI, consorcio de colaboración de investigadores académicos y del sector privado, se concentra en el descubrimiento, creación y validación sistemática de biomarcadores y técnicas de obtención de imágenes para detectar los cánceres en estadio temprano y para evaluar el riesgo de tener cáncer. Una de las metas de la EDRN es elaborar biomarcadores que logren diferenciar los cánceres de estadio temprano malignos de los cánceres de crecimiento lento que nunca causarían síntomas y así disminuir el sobretratamiento.

Hoy en día, los investigadores del cáncer estudian la estructura, la función y los patrones de las proteínas, además de integrar estos estudios con la genómica y el análisis de la expresión de un gen o la transcriptómica (esto se llama proteogenómica). De esta forma, esperan crear biomarcadores novedosos que permitan identificar el cáncer en estadios tempranos, y determinar la eficacia del tratamiento y la probabilidad de que el cáncer recidive.

El Consorcio clínico y proteómico para análisis Tumorales (CPTAC) usa un enfoque proteogenómico para el descubrimiento de marcadores tumorales para un número creciente de cánceres, como el cáncer colorrectal, el cáncer de mama y el cáncer de ovario. Mediante la identificación sistemática de proteínas (y procesos biológicos asociados) que se originan de alteraciones en los genomas del cáncer, los investigadores del CPTAC descubrieron nuevos subtipos de tumores, variaciones en el micro ambiente tumoral y las posibles proteínas nuevas para la terapia dirigida con medicamentos. Las innovaciones recientes indican que estos análisis se podrian realizar en microescala, es decir, mediante el uso de cantidades muy pequeñas de tejido tumoral que se obtiene de una biopsia.

Dos estudios clínicos del NCI, (NCI-MATCH) y Análisis Molecular para Opciones de Terapia Infantil del Instituto Nacional del Cáncer y el Grupo Oncológico Pediátrico (NCI-COG Pediatric MATCH), usan la medicina personalizada de presición, para asignar pacientes al tratamiento según las mutaciones genéticas de los tumores, en vez del tipo de cáncer. Al analizar la respuesta de los pacientes a las terapias dirigidas y las alteraciones genómicas que se asocian con estas respuestas.

Los investigadores identifican las posibles moléculas adonde dirigir el tratamiento del cáncer, otros estudios que acompañan estas investigaciones también permitirán a los científicos identificar nuevos biomarcadores para determinar la respuesta a las terapias y pronosticar la resistencia al tratamiento.

En el Biobanco de la Misión contra el Cáncer (Cancer MoonshotSM Biobank), se trabaja con los participantes en hospitales comunitarios en los Estados Unidos para animarlos a donar muestras de tejido y de sangre durante el tratamiento oncológico. Las muestras se envían a los investigadores que las usan para estudiar mejor el cáncer e identificar posibles marcadores tumorales.

Las pruebas de Biomarcadores para el tratamiento de cáncer también se conocen por los siguientes nombres:

- prueba o análisis tumoral
- prueba genética tumoral
- pruebas genómicas, caracterización genómica o perfil genómico
- pruebas moleculares o perfil molecular
- pruebas de variantes o de mutaciones somáticas
- caracterización de subtipo tumoral

Una prueba de biomarcadores a veces se llama, prueba diagnóstica con fines terapéuticos, si se combina con un tratamiento específico.

Es común o, debe ser usual que se sugiera hacer pruebas de biomarcadores genómicos (que también se llaman pruebas de caracterización genómica o perfil genómico), para quienes tienen un cáncer que se diseminó o recidivó.

Las pruebas de biomarcadores, también se usa de forma habitual para seleccionar tratamientos, para personas con diagnósticos de ciertos tipos de cáncer, como el cáncer de pulmón de células no pequeñas, el cáncer de mama y el cáncer colorrectal.

A continuación indicamos algunas características, del cáncer hereditario.

- Características del paciente:
    - Más de 1 tumor primario en el mismo órgano.
    - Tumores primarios en órganos diferentes.
    - Tumores primarios bilaterales en órganos pares.
    - Multifocalidad en el mismo órgano (por ejemplo, múltiples tumores en la misma mama, todos derivados de un tumor original único).
    - Diagnóstico del tumor a menor edad que la habitual.
    - Tumores de tipos histológicos infrecuentes.
    - Tumores que se presentan en personas del sexo opuesto, que afecta (por ejemplo, cáncer de mama en varones).
    - Tumores relacionados con otros rasgos genéticos.
    - Tumores relacionados con anomalías congénitas.
    - Tumores relacionados con una lesión precursora hereditaria.
    - Tumores en personas que presentan otra enfermedad rara.
    - Tumores en personas que exhiben lesiones cutáneas vinculadas con trastornos de susceptibilidad al cáncer (por ejemplo, genodermatosis).
- Características de la familia del paciente:
    - 1 familiar de primer grado con el mismo tumor o un tumor relacionado y que exhibe una de las características mencionadas antes.
    - 2 o más familiares de primer grado con tumores en el mismo sitio.
    - 2 o más familiares de primer grado con tumores característicos de un síndrome de cáncer familiar conocido.
    - 2 o más familiares de primer grado con tumores raros.
    - 3 o más familiares en 2 generaciones diferentes que presentan tumores en el mismo sitio o en sitios que tienen un vínculo etiológico.

Establecer que una persona tiene un aumento del riesgo de cáncer, tiene implicaciones importantes para poder implementar intervenciones específicas para reducir el riesgo y en algunos casos administrar tratamientos para prolongar la vida (por ejemplo, tamoxifeno para el cáncer de mama, colonoscopia para el cáncer de colon o una salpingooforectomía preventiva para el cáncer de ovario). A veces, la información sobre el riesgo de cáncer familiar también orienta a la persona en la planificación de su futuro (como decisiones de estilo de vida, atención médica y planificación familiar, entre otras).

La información genética también puede brindar beneficio directo sobre la salud al indicar la ausencia de una susceptibilidad hereditaria al cáncer. Por ejemplo, cuando se sabe que una familia es portadora de una variante de predisposición al cáncer en un gen específico, es posible que un miembro de la familia reduzca su preocupación y los gastos en atención médica si el resultado de su prueba genética indica que no tiene la variante asociada a la enfermedad que porta el resto de la familia. Por el contrario, la información sobre el riesgo de cáncer familiar a veces produce efectos psicológicos o costos sociales (por ejemplo, preocupación, culpa o aumento de los gastos en atención médica).

En ocasiones también cambia la dinámica familiar. Por ejemplo, con el fin de obtener un resultado informativo de una prueba genética quizás se necesite que uno o más miembros de una familia se sometan a pruebas, lo que a veces conlleva culpa en los progenitores por transmitir el riesgo hereditario a sus hijos.

El conocimiento de la presencia de una variante de predisposición al cáncer es un dato informativo no solo para la persona que se somete a la prueba sino para otros miembros de su familia. Es posible que familiares que antes no habían pensado en las implicaciones médicas de su historia familiar decidan hacerse pruebas genéticas, lo que brinda información más definitiva sobre su riesgo genético de cáncer. En familias afectadas, algunos familiares se enteran de su estado de portador sin hacerse pruebas ellos mismos, por ejemplo, cuando se concluye que un progenitor es un portador obligatorio porque se descubre que su hijo biológico es portador de una variante patógena. El efecto fundador implica que se sabe que determinados grupos étnicos tienen una prevalencia más alta de ciertas variantes patógenas; este conocimiento tiene utilidad clínica (permite un uso más racional de las pruebas genéticas) o puede ser estigmatizante. Las pruebas en ocasiones también indican la ausencia de paternidad biológica en una familia. Existe una posibilidad teórica de que la información genética se utilice de manera inapropiada y hay preocupación sobre discriminación durante el aseguramiento médico o la contratación laboral. La información genética también puede afectar las decisiones médicas y de estilo de vida.

La evaluación genética conlleva la interacción de un médico genetista, u otro profesional especializado en genética.

Además del asesoramiento genético, esta evaluación a veces incluye un examen físico y pruebas diagnósticas, los componentes centrales de la filosofía del asesoramiento genético incluyen los siguientes principios: toma de decisiones informadas y voluntarias, asesoramiento, que no sea dirigido ni coactivo, y protección de la confidencialidad y privacidad del consultante.

Bibliografía

1. https://medlineplus.gov/spanish/ ago:2019: MedlinePlus presenta información de salud confiable de la Biblioteca Nacional de Medicina de EE. UU. (NLM, por sus siglas en ingles), los Institutos Nacionales de Salud (NIH) y otras agencias gubernamentales y organizaciones relacionadas con la salud
2. US Preventive Services Task Force website. Final recommendation statement. Cervical cáncer: screening. www.uspreventiveservicestaskforce.org/uspstf/recommendation/cervical-cancer-screening. Last updated July 23, 2024. . Accessed January 17, 2025.
3. cc.nih.gov.
4. Park BH. Cancer biology and genetics. In: Goldman L, Cooney KA, eds. Goldman-Cecil Medicine. 27th ed. Philadelphia, PA: Elsevier; 2024:chap 166.
5. Walsh MF. Cancer genetics and genomics. In: Cohn RD, Scherer SW, Hamosh A, eds. Thompson & Thompson Genetics and Genomics in Medicine. 9th ed. Philadelphia, PA: Elsevier; 2024:chap 16.
6. Frank D. Brodkey, MD, FCCM, Associate Professor, Section of Pulmonary and Critical Care Medicine, University of Wisconsin School of Medicine and Public Health, Madison, WI. Also reviewed by David C. Dugdale, MD, Medical Director, Brenda Conaway, Editorial Director, and the A.D.A.M. Editorial team.
7. https://www.asco.org/practice-patients/guidelines/molecular-testing-and-biomarkers https://myadlm.org/-/media/Files/Science-and-Practice/Practice-Guidelines/Tumor-Markers-QualityRequirements/TumorMarkers_QualityRequirements09.pdf?la=en&hash=ABC1D9C9914407CC35914F344EABCFE7DEAE311D
8. anmm.org.mx: https://www.anmm.org.mx › bgmm
9. Fonte-Ávalos V. Frecuencia de tumores benignos durante el periodo de 2000-2006 Gac Méd Méx Vol. 143 No. 5, 2007
10. Lindor NM, McMaster ML, Lindor CJ, et al.: Concise handbook of familial cancer susceptibility syndromes - second edition. J Natl Cancer Inst Monogr (38): 1-93, 2008.
11. American Cancer Society: Cancer Facts and Figures 2022. American Cancer Society, 2022. Available onlineNotificación de salida. Last accessed October 7, 2022.
12. Stanford JL, McDonnell SK, Friedrichsen DM, et al.: Prostate cancer and genetic susceptibility: a genome scan incorporating disease aggressiveness. Prostate 66 (3): 317-25, 2006. [PUBMED Abstract]

13.Chang BL, Isaacs SD, Wiley KE, et al.: Genome-wide screen for prostate cancer susceptibility genes in men with clinically significant disease. Prostate 64 (4): 356-61, 2005. [PUBMED Abstract]
14.Lange EM, Ho LA, Beebe-Dimmer JL, et al.: Genome-wide linkage scan for prostate cancer susceptibility genes in men with aggressive disease: significant evidence for linkage at chromosome 15q12. Hum Genet 119 (4): 400-7, 2006. [PUBMED Abstract]
15.Cancer risks in BRCA2 mutation carriers. The Breast Cancer Linkage Consortium. J Natl Cancer Inst 91 (15): 1310-6, 1999. [PUBMED Abstract]
16.Easton DF, Bishop DT, Ford D, et al.: Genetic linkage analysis in familial breast and ovarian cancer: results from 214 families. The Breast Cancer Linkage Consortium. Am J Hum Genet 52 (4): 678-701, 1993. [PUBMED Abstract]
17.Wellcome Trust Case Control Consortium: Genome-wide association study of 14,000 cases of seven common diseases and 3,000 shared controls. Nature 447 (7145): 661-78, 2007. [PUBMED Abstract]
18.The International HapMap Consortium: The International HapMap Project. Nature 426 (6968): 789-96, 2003. [PUBMED Abstract]
19.Thorisson GA, Smith AV, Krishnan L, et al.: The International HapMap Project Web site. Genome Res 15 (11): 1592-3, 2005. [PUBMED Abstract]
20.Evans DM, Cardon LR: Genome-wide association: a promising start to a long race. Trends Genet 22 (7): 350-4, 2006. [PUBMED Abstract]
21.Cardon LR: Genetics. Delivering new disease genes. Science 314 (5804): 1403-5, 2006. [PUBMED Abstract]
22.Chanock SJ, Manolio T, Boehnke M, et al.: Replicating genotype-phenotype associations. Nature 447 (7145): 655-60, 2007. [PUBMED Abstract]
23.Chang CQ, Yesupriya A, Rowell JL, et al.: A systematic review of cancer GWAS and candidate gene meta-analyses reveals limited overlap but similar effect sizes. Eur J Hum Genet 22 (3): 402-8, 2014. [PUBMED Abstract]
24.Ioannidis JP, Castaldi P, Evangelou E: A compendium of genome-wide associations for cancer: critical synopsis and reappraisal. J Natl Cancer Inst 102 (12): 846-58, 2010. [PUBMED Abstract]
25.Park JH, Gail MH, Greene MH, et al.: Potential usefulness of single nucleotide polymorphisms to identify persons at high cancer risk: an evaluation of seven common cancers. J Clin Oncol 30 (17): 2157-62, 2012. [PUBMED Abstract]
26.Lindström S, Schumacher FR, Cox D, et al.: Common genetic variants in prostate cancer risk prediction--results from the NCI Breast and Prostate Cancer Cohort Consortium (BPC3). Cancer Epidemiol Biomarkers Prev 21 (3): 437-44, 2012. [PUBMED Abstract]

27. Wacholder S, Hartge P, Prentice R, et al.: Performance of common genetic variants in breast-cancer risk models. N Engl J Med 362 (11): 986-93, 2010. [PUBMED Abstract]
28. Jorgenson E, Witte JS: Genome-wide association studies of cancer. Future Oncol 3 (4): 419-27, 2007. [PUBMED Abstract]

www.ingramcontent.com/pod-product-compliance
Lightning Source LLC
LaVergne TN
LVHW022114200926
848481LV00003B/1167
9798899664465